Diksha Verma
Rajesh Kumar
Sunil Kumar M. V.

A arte da restauração: Materiais em Prótese Maxilofacial

Diksha Verma
Rajesh Kumar
Sunil Kumar M. V.

A arte da restauração: Materiais em Prótese Maxilofacial

ScienciaScripts

Cover image: www.ingimage.com

This book is a translation from the original published under ISBN 978-620-6-77498-3.

Publisher:
Sciencia Scripts
is a trademark of
Dodo Books Indian Ocean Ltd. and OmniScriptum S.R.L publishing group

120 High Road, East Finchley, London, N2 9ED, United Kingdom
Str. Armeneasca 28/1, office 1, Chisinau MD-2012, Republic of Moldova, Europe
Printed at: see last page
ISBN: 978-620-8-28633-0

MATERIAIS EM PRÓTESE MAXILOFACIAL

Índice

TERMINOLOGIAS....3

INTRODUÇÃO....4

PRÓTESE INTRA-ORAL....7

PRÓTESES EXTRA-ORAIS....17

COMBINAÇÃO DE PRÓTESES INTRA E EXTRA-ORAIS....20

REVISÃO DA LITERATURA....21

HISTÓRIA DA PRÓTESE MAXILOFACIAL E DOS SEUS MATERIAIS UTILIZADOS....38

INTRODUÇÃO AOS MATERIAIS EM PRÓTESE MAXILOFACIAL....47

CLASSIFICAÇÃO DOS MATERIAIS DE PRÓTESE MAXILOFACIAL....54

A RETENÇÃO E O SEU MATERIAL....77

COLORAÇÃO....89

IMPRESSÃO 3D....95

AVANÇOS RECENTES....96

CONCLUSÃO....97

REFERÊNCIAS....99

TERMINOLOGIAS

PRÓTESE

1. Substituição artificial de uma parte ausente do corpo humano.
2. um dispositivo terapêutico para melhorar ou alterar a função.
3. um dispositivo utilizado para ajudar a obter um resultado cirúrgico desejado.
4. Uma substituição artificial de parte da anatomia humana que restaura a forma, a função e a estética.

PRÓTESE MAXILOFACIAL

Qualquer prótese utilizada para substituir parte ou a totalidade de qualquer estrutura estomatognática e/ou craniofacial. Nota editorial: a taxonomia das próteses maxilofaciais pode incluir modificadores (adjectivos) para fornecer provas descritivas da natureza da prótese, incluindo a localização anatómica, a retenção, o suporte, o tempo, os materiais e a forma. Frequentemente, é utilizado o meio de retenção, que pode englobar adjectivos descritivos como o tecido adjacente, os dentes, os implantes dentários/craniofaciais ou uma combinação destes, pelo que a terminologia adequada pode incluir MP retida por tecido, MP retida por dente, MP retida por implante, MP retida por tecido/implante. A terminologia descritiva também pode ser incluída para delinear o tempo de utilização da prótese, como cirúrgica, provisória e definitiva.

Prótese maxilofacial (MP) - Ramo da prótese dentária que se ocupa da restauração e/ou substituição das estruturas estomatognáticas e craniofaciais por próteses que podem ou não ser removidas de forma regular ou electiva.

INTRODUÇÃO

As deformidades maxilofaciais são embaraçosas para os pacientes e podem afetar negativamente a sua saúde física e psicológica, podendo resultar em graves problemas psiquiátricos, familiares e sociais. Estas deformidades podem ser congénitas, causadas por malformações e distúrbios do desenvolvimento, ou adquiridas, causadas por patologias como doenças necrosantes e Oncocirurgias ou traumatismos.

Os doentes que sofreram uma desfiguração maxilofacial apresentam uma aparência comprometida que os torna incapazes de levar uma vida normal.[2] Estes doentes experimentam uma mudança na aceitação social que afecta grandemente a sua psique e, muitas vezes, a sua expetativa de voltar a uma vida normal cai por terra.[3,4]

Com os avanços da cirurgia plástica, é possível a correção estética de tais defeitos, mas, se a cirurgia for contra-indicada ou se o defeito for tão extenso que não seja possível o encerramento total ou se o doente não quiser expor-se à cirurgia, as próteses maxilofaciais parecem ser uma opção viável.[5,6,7]

Com os recentes avanços nos materiais protéticos, nas técnicas de coloração e nos mecanismos de retenção, é possível obter uma prótese semelhante à vida. O maior impacto destas próteses não é apenas na aparência, mas sobretudo na psique do doente. O principal objetivo não é apenas a reabilitação do defeito, mas também o restabelecimento da confiança e a melhoria da qualidade de vida do doente.[3,8]

A vantagem das próteses é que podem ser fabricadas para qualquer região da face, dos maxilares ou do crânio, independentemente da extensão do defeito. Além disso, as próteses permitem uma inspeção e monitorização regulares do local do defeito, ajudando assim a identificar precocemente quaisquer recorrências. [9,10]

OBJECTIVOS

Os objectivos da prótese maxilofacial incluem os seguintes objectivos importantes

a) Restauração da estética ou da aparência cosmética do paciente.
b) Restauração da função.
c) Proteção dos tecidos.
d) Efeito terapêutico ou curativo
e) Terapia psicológica

O objetivo primordial em cada caso é a construção de uma prótese, que irá restaurar o defeito, melhorar a estética e assim beneficiar a moral do paciente. O aparelho pode ser temporário, no caso de pacientes que vão ser submetidos a cirurgia plástica para colocação de peças perdidas por acidentes, ferimentos de bala ou remoção cirúrgica; pode ser permanente, pois em alguns casos a cirurgia plástica é contra-indicada, como no caso de certos pacientes com cancro. Em qualquer dos casos, deve ser construído um aparelho que proporcione o maior conforto e segurança.

Muitas vezes, no entanto, os esforços substanciais para lhe restituir uma aparência e uma função normais são suficientes para lhe devolver a ambição de levar uma vida útil.

Quando estes objectivos são atingidos num doente durante a reabilitação, pode concluir-se que o tratamento é totalmente bem sucedido. [11,12]

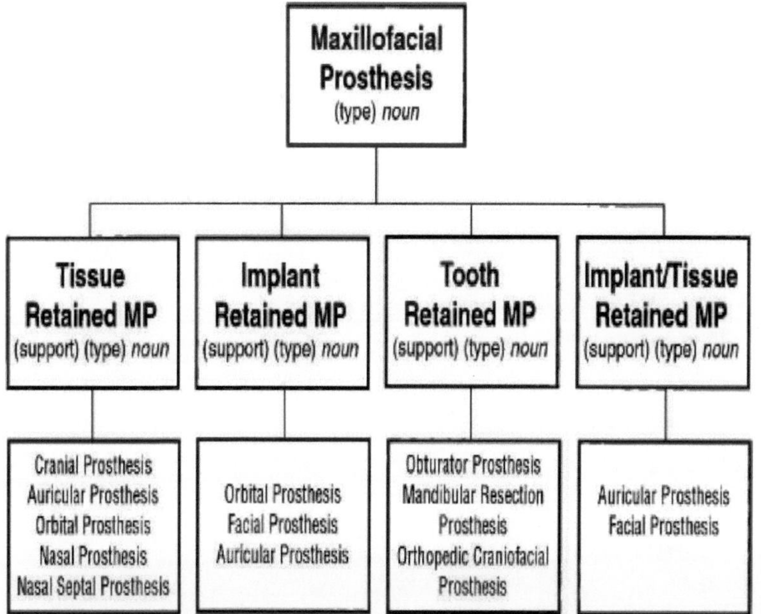

Até à data, foram descritas na literatura várias próteses maxilofaciais. Segue-se uma classificação das próteses maxilofaciais.

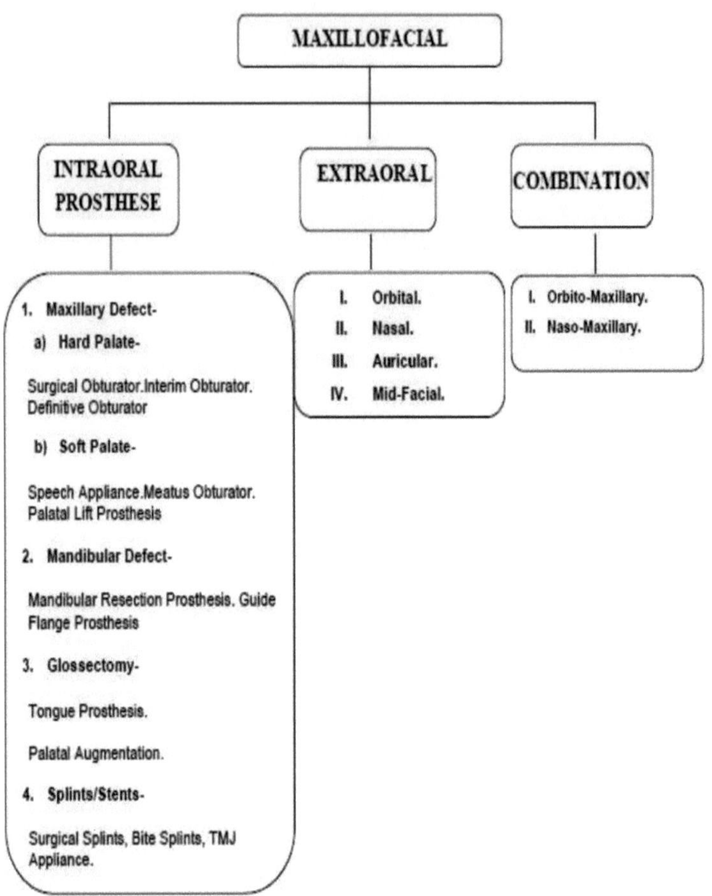
MAXILLOFACIAL
INTRAORAL PROSTHESE
EXTRAORAL
COMBINATION
1. Maxillary Defect-
a) Hard Palate-
Surgical Obturator.Interim Obturator. Definitive Obturator
b) Soft Palate-
Speech Appliance.Meatus Obturator. Palatal Lift Prosthesis
2. Mandibular Defect-
Mandibular Resection Prosthesis. Guide Flange Prosthesis
3. Glossectomy-
Tongue Prosthesis.
Palatal Augmentation.
4. Splints/Stents-
Surgical Splints, Bite Splints, TMJ Appliance.
I. Orbital.
II. Nasal.
III. Auricular.
IV. Mid-Facial.
I. Orbito-Maxillary.
II. Naso-Maxillary.

PRÓTESE INTRA-ORAL

OBTURADORES

O componente de uma prótese que se encaixa e fecha um defeito dentro da cavidade oral ou outro defeito corporal.[13] Um obturador desempenha várias funções

1. Ajuda na alimentação.
2. Ajuda a manter o local da cirurgia limpo.
3. Melhora a cicatrização dos tecidos traumatizados.
4. Ajuda a remodelar e a reconstruir o contorno do palato.
5. Melhora a fala ou torna-a possível.
6. Pode ser utilizado para corrigir a posição dos lábios e das bochechas
7. Beneficia a moral dos pacientes com defeitos maxilares.
8. Utilizado para melhorar a deglutição e a mastigação.
9. Reduz o fluxo de exsudado nasal para a boca.
10. Pode ser utilizado como stent para segurar pensos ou pacotes.

Os obturadores podem ser para defeitos congénitos e adquiridos. Para os defeitos congénitos, é fabricada uma prótese de tipo placa simples para ajudar na alimentação, uma prótese de elevação palatina ou uma prótese de sobreposição ou sobreposta.[3,8,14,15,16,17]

Para defeitos adquiridos, são fabricados obturadores cirúrgicos, provisórios ou definitivos.

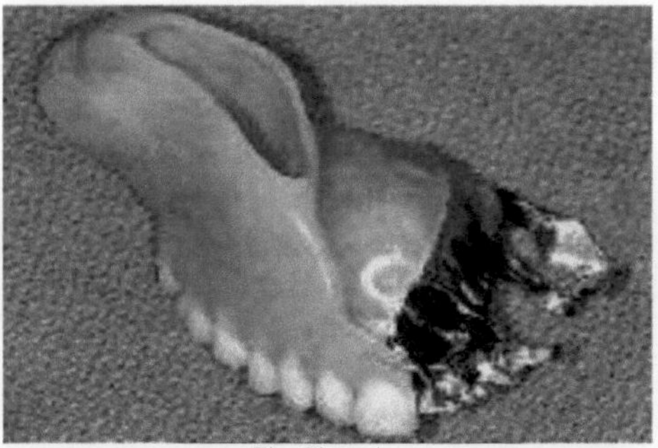

Fig: Obturador

A) OBTURADORES PARA OS DEFEITOS DO PALATO DURO

Podem ser cirúrgicos, provisórios ou definitivos. Podem ser para pacientes desdentados ou dentados.

1) OBTURADOR CIRÚRGICO

Um obturador cirúrgico é fabricado antes da ressecção do maxilar, utilizado durante a cirurgia como guia cirúrgico e é fixado ao maxilar após a cirurgia para restaurar funções, ajudar na cicatrização e colocar pensos ou pacotes cirúrgicos. Para um doente edêntulo portador de prótese, a prótese pode servir de guia cirúrgico durante a cirurgia e, após a cirurgia, é fixada ao maxilar remanescente utilizando fios de ligadura para reter os pensos cirúrgicos. [19]

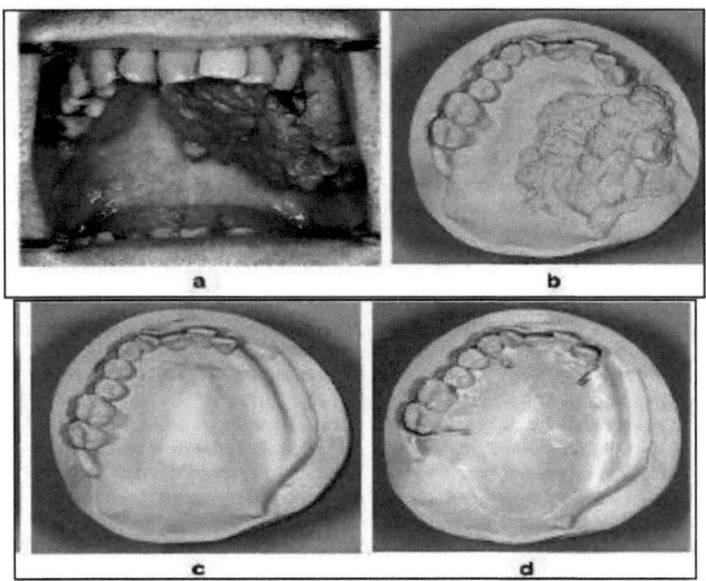

Fig: a e b: Contornos palatinos distorcidos pelo tumor, c: Gesso alterado para restaurar os contornos palatinos, d: Obturador cirúrgico imediato concluído sobre o gesso.

2) OBTURADOR DEFINITIVO

Depois de o obturador provisório ter sido usado durante 6-12 semanas, é fabricado o obturador definitivo.

Para o doente dentado, tem normalmente uma estrutura metálica e fechos fundidos com obturador de bolbo oco. Pode ser um aparelho de duas peças ou de uma só peça. [17,21]

No caso do doente edêntulo, o obturador é fabricado juntamente com a prótese e serve de retenção; no entanto, também se deve ter o cuidado de registar com precisão as estruturas limitadoras durante os procedimentos de moldagem. [22,23]

O obturador propriamente dito pode ser fabricado em acrílico ou silicone.[23]

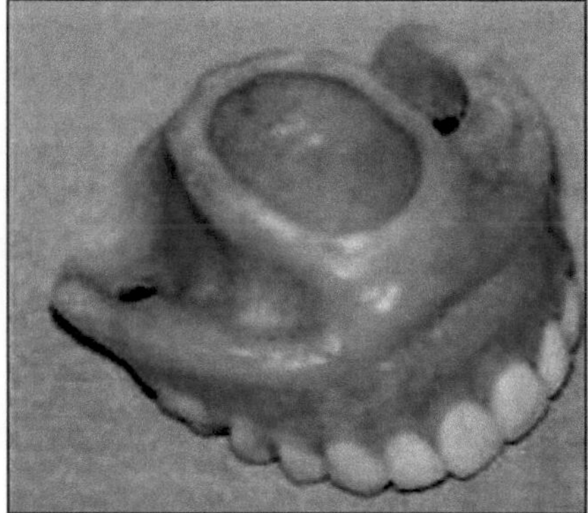

Fig : Obturador definitivo

B) OBTURADORES PARA DEFEITOS DO PALATO MOLE

1) PRÓTESE DE APARELHO FONADOR / OBTURADOR FARÍNGEO / PRÓTESE DE BULBO FONADOR

Trata-se de um defeito anatómico congénito ou adquirido do palato mole que torna o esfíncter palatofaríngeo incompleto.

Insuficiência palatofaríngea É uma condição em que há falta de fecho efetivo entre o palato mole e uma ou mais paredes da faringe durante a deglutição ou sons da fala que requerem uma pressão intra-oral elevada. [16,24]

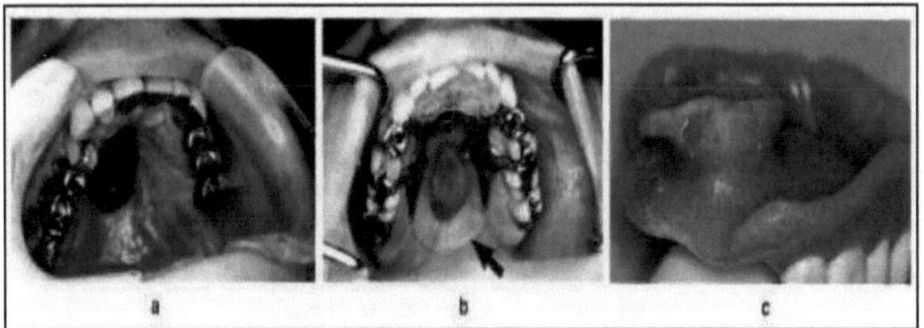

Fig: a. Defeito da borda dos palatos duro e mole, b. Prótese com escudo estendendo-se sobre o palato mole. Com a elevação do palato mole, o contacto é mantido com um bulbo obturador. A extensão do escudo pode ser visualizada através da resina transparente (seta), c. Prótese colocada noutro doente com defeito semelhante. Note-se a extensão para o lado nasal do palato mole.

2) MEATO OBTURADOR

O meato obturador foi descrito pela primeira vez por Schalit em 1946. [27]

Proporciona apenas obturação estática e não depende da atividade muscular circundante para proporcionar uma separação fisiológica entre as estruturas orais e nasais. Não está localizado numa região de atividade muscular, pelo que não é eficaz no refinamento da fala, como acontece com os obturadores faríngeos.

Por esta razão, o obturador do meato não provou ser tão eficaz como o obturador horizontal em doentes com fenda palatina. [28,29,30]

3) PRÓTESE DE ELEVAÇÃO PALATINA

A prótese de elevação palatina (PLP) é utilizada para melhorar a disfunção do palato mole. A PLP coloca o palato mole em contacto com as paredes laterais e posteriores da faringe para evitar a saída de ar nasal durante a fala e evitar a regurgitação de alimentos e líquidos durante a deglutição.[31,32,33]

Para os pacientes dentados, a secção palatina do PLP é fixada com segurança pelos dentes, enquanto a secção palatofaríngea eleva fisicamente o palato mole.

No doente edêntulo, a retenção de uma prótese completa necessita de um bom selamento do bordo. A colocação de uma secção palatofaríngea fixa interromperá a vedação do rebordo e causará o deslocamento da prótese. Por conseguinte, uma PLP para o doente edêntulo deve incluir uma secção palatofaríngea móvel.[34]

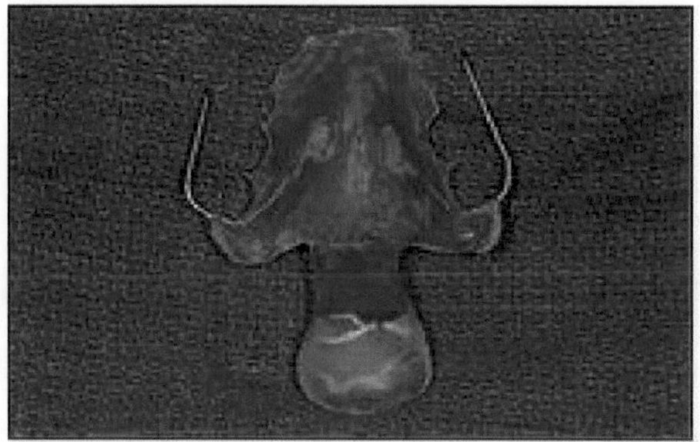

Fig: Prótese provisória de elevação palatina constituída por polimetilmetacrilato e grampos de fio ortodôntico

C) PRÓTESES PARA DEFEITOS DE CONTINUIDADE MANDIBULAR

1) PRÓTESE DE RESSECÇÃO MANDIBULAR

Os defeitos mandibulares resultam de cirurgia ablativa, traumatismo, osteoradionecrose e infecções. Estes defeitos conduzem a uma deformidade facial significativa, incapacidades funcionais e problemas psicológicos.[2, 3] A gestão de tais defeitos representa um desafio para os protésicos no que diz respeito ao controlo da doença primária e à reabilitação pós-tratamento. Estes doentes eram ignorados devido aos resultados imprevisíveis do tratamento.[8, 10, 15]

A perda da continuidade mandibular leva à rotação do plano oclusal inferior para baixo no lado do defeito. Os músculos supra-hióideos puxam a mandíbula residual, causando deslocamento inferior e rotação ao longo do fulcro do côndilo remanescente, levando a uma mordida aberta anterior.[35]

Durante a reabilitação, os procedimentos mais difíceis são a realização de impressões e o registo das relações dos maxilares, sendo também dada especial atenção à oclusão para obter a máxima estabilidade.[19,35,36]

2) PRÓTESE DE FLANGE DE GUIA

Uma prótese de orientação mandibular pode ser definida como uma prótese maxilofacial utilizada para manter uma posição funcional dos maxilares (maxila e mandíbula), melhorar a fala e a deglutição após traumatismo e/ou cirurgia da mandíbula e/ou estruturas adjacentes. O principal objetivo da utilização de próteses de orientação é reeducar os músculos mandibulares para re estabelecer uma relação oclusal aceitável (função fisioterapêutica) para a hemimandíbula residual. [37,38,39]

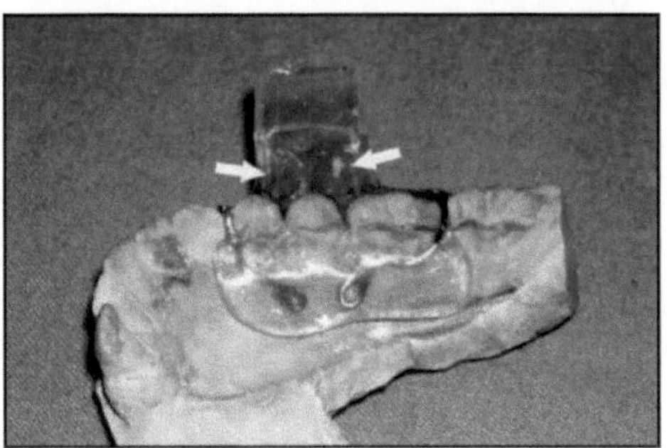

Fig: Prótese de flange guia modificada concluída. Observar as setas que indicam os recuos vestibulares dos dentes maxilares opostos em oclusão para guiar a mandíbula num ponto de fecho definitivo.

D) PRÓTESES PARA GLOSSECTOMIA TOTAL/PARCIAL

PRÓTESE DE LÍNGUA

Nestes doentes, a restauração protética torna-se uma necessidade e representa também um desafio para os protésicos devido a razões fisiológicas e funcionais.

Os principais objectivos da reabilitação protética da língua são[40,41]

1. Reduzir o tamanho da cavidade oral, o que melhora a ressonância e diminui a acumulação de saliva.
2. Direção do bolo alimentar para a orofaringe.
3. Proteção da mucosa subjacente.
4. Desenvolvimento do contacto da superfície com as estruturas circundantes durante a fala.
5. Melhorar a aparência e o ajustamento psicossocial.

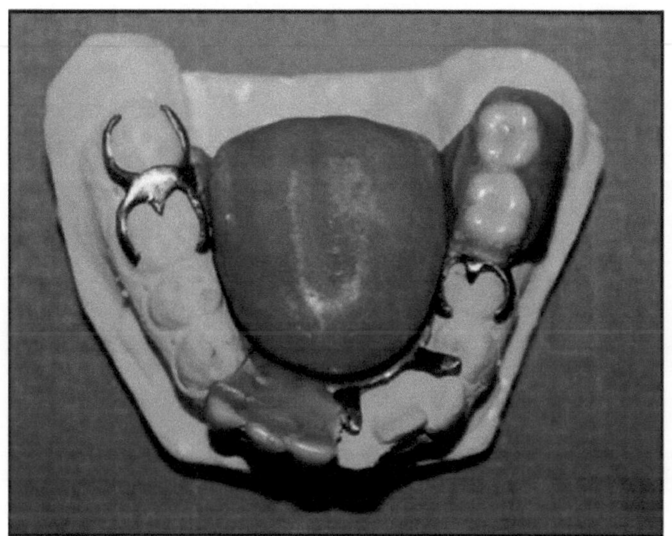

Fig. : Prótese de língua

E) PRÓTESE DE AUMENTO PALATAL

Os doentes com glossectomia parcial sofrem de dois problemas principais, ou seja, a fala e a deglutição difícil; isto deve-se ao facto de, nestes casos, a língua remanescente estar ligada ao pavimento da boca, o que leva a um movimento limitado da língua. A prótese de aumento palatal é caracterizada por um palato muito baixo que permite que a língua (que tem mobilidade limitada) entre em contacto durante a deglutição e a fala, permitindo assim uma articulação fácil da fala e uma deglutição sem problemas.[3,40,41]

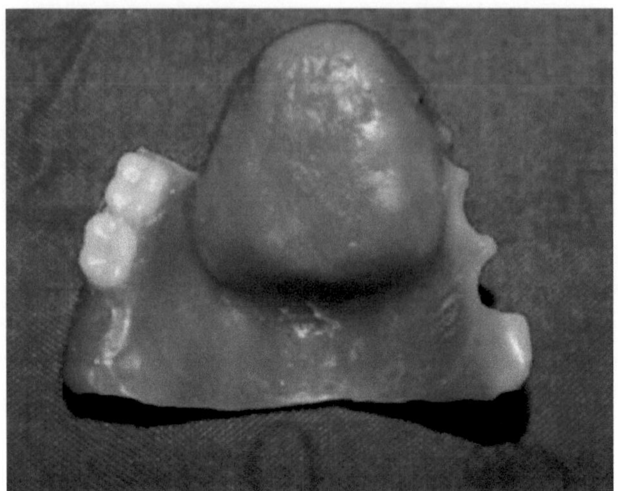

Fig: Dentadura parcial com prótese de aumento palatal

F) TALAS E STENTS

1) TALAS CIRÚRGICAS E DE MORDIDA

As talas cirúrgicas são talas que são inicialmente utilizadas para guiar o cirurgião na operação de uma determinada região do maxilar e, em seguida, a mesma tala é utilizada para suportar a área operada até à cicatrização completa, por exemplo, a tala de cobertura utilizada para fixar e estabilizar fracturas mandibulares em crianças. [8,15,42]

2) TMJAPPLIANCE

São aparelhos que ajudam a aliviar o trismo da ATM e a aumentar a abertura da boca. Estes aparelhos são basicamente "exercitadores da mandíbula" que têm um efeito fisioterapêutico na articulação e nos músculos e ligamentos associados. Funcionam assumindo a função do grupo depressor dos músculos mastigatórios e provocam uma abertura forçada da mandíbula, ao mesmo tempo que fortalecem os músculos mastigatórios.[44,45]

3) STENTS DE RADIAÇÃO

Os stents de proteção são basicamente stents anti-radiação que protegem outras áreas, para além do local operado, da radiação gama nociva. [15]

Os stents portadores são stents que ajudam a transportar a radiação para o local operado, evitando assim a exposição de áreas saudáveis à radiação.

As endopróteses de posicionamento ajudam a posicionar corretamente a fonte de radiação sobre o local a irradiar; essas endopróteses também podem ser fabricadas para ajudar na radiografia de uma determinada área.

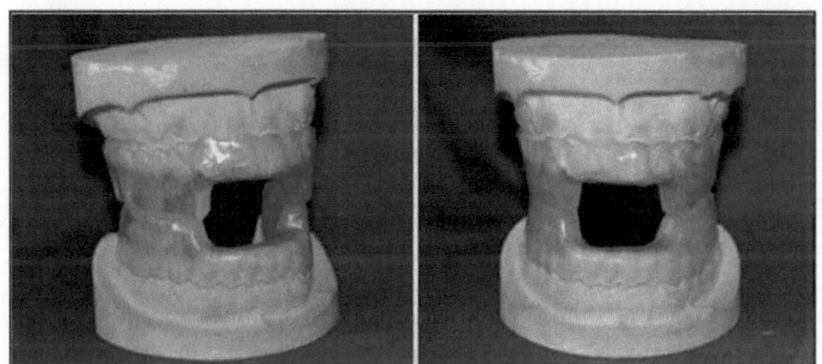

Fig. : Posição mantendo o stent

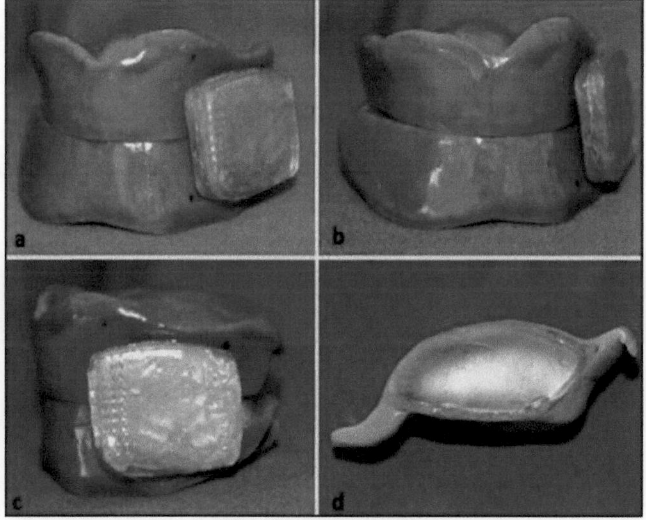

Fig. : Stents de proteção

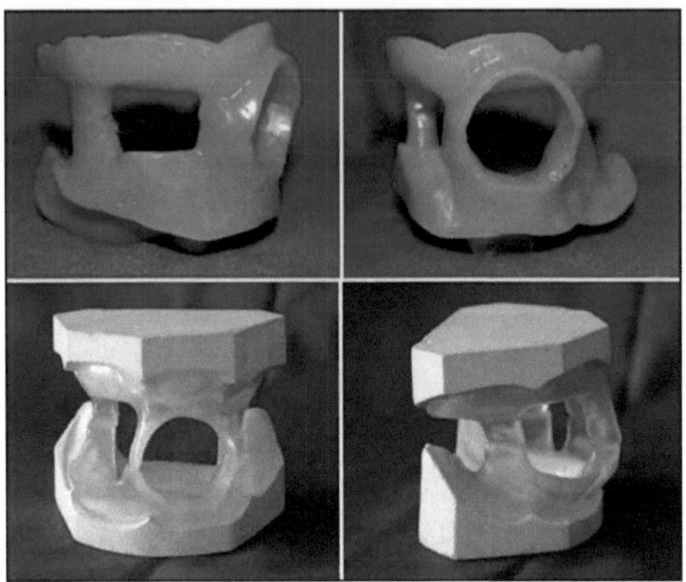

Fig. : Stents de posicionamento do cone perioral

PRÓTESES EXTRA-ORAIS

Uma prótese extra-oral actua como uma ligadura cosmética que camufla um defeito cirúrgico não desejável para reconstrução cirúrgica. Uma prótese extra-oral pode ser considerada para os seguintes casos[7]

1. Encerramento incompleto de grandes defeitos com tecido mole enxertado.
2. Reconstrução cirúrgica difícil de estruturas (por exemplo, um olho, nariz ou orelha).
3. Incapacidade psicológica ou física do doente para tolerar uma reconstrução cirúrgica em várias fases.
4. Defeitos cirúrgicos que necessitam de ser monitorizados para detetar doença recorrente.
5. Utilização temporária durante a reconstrução cirúrgica em várias fases.

A) PRÓTESE ORBITAL

As próteses oculares são fabricadas em resina acrílica. Embora o material seja padrão, existem algumas variações na técnica, como o uso de um forno de micro-ondas para o processamento, a duração dos tempos de processamento e os métodos de montagem das partes componentes da prótese. [47, 48]

Uma prótese ocular personalizada bem ajustada e aceitável tem as seguintes caraterísticas [48]

1. Mantém a forma do encaixe do defeito.
2. Evita o colapso ou a perda de forma das pálpebras.
3. Proporciona uma ação muscular adequada das pálpebras.
4. Evita a acumulação de líquido na cavidade.
5. Mantém a abertura palpebral semelhante à do olho natural.
6. Imita a coloração e as proporções do olho natural.
7. Tem um olhar semelhante ao do olho natural.

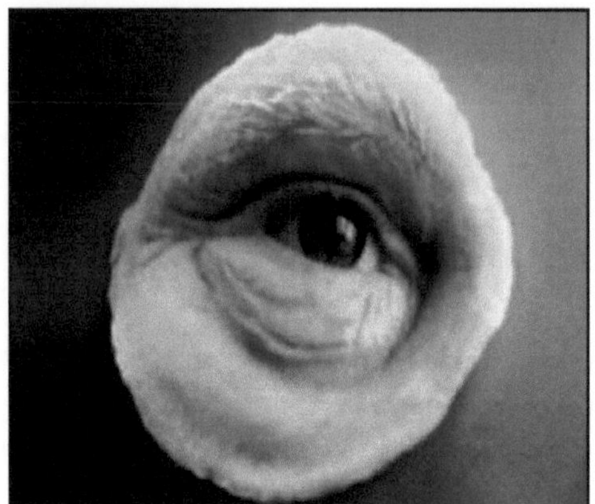

Fig. : Prótese orbital em silicone

B) PRÓTESE NASAL

O nariz humano, devido à sua proeminência e ao seu papel de comando no estabelecimento do carácter facial, é uma estrutura difícil de substituir. A construção de uma prótese de nariz que forneça uma função e estética adequadas requer competências protéticas e artísticas. Além disso, com os avanços nos mecanismos de retenção, um nariz artificial pode ser mantido de forma relativamente permanente (até que a própria prótese precise de ser mudada) e parecer uma parte natural do corpo.[3,49]

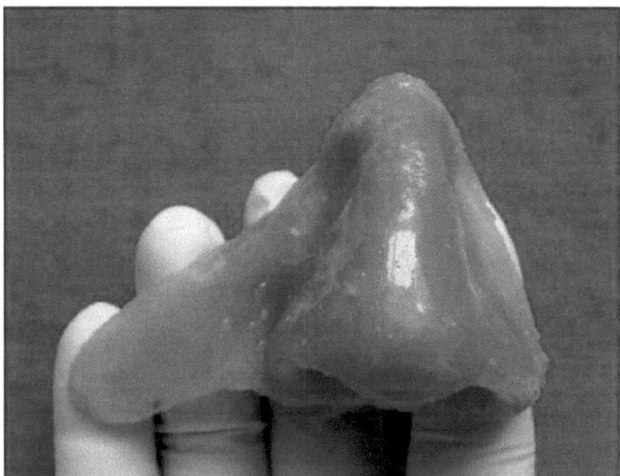

Fig. : Prótese nasal

C) PRÓTESE AURICULAR

As deformações congénitas, os tumores e os traumatismos são as causas mais comuns de um defeito ou perda do pavilhão auricular.

A perda de parte da orelha é muito melhor tratada por cirurgia plástica, mas em casos de perda auricular completa, a restauração com cirurgia torna-se complicada. Nestas situações, uma orelha artificial pode ser facilmente fabricada e mantida para se assemelhar a uma orelha natural.[3,51,52]

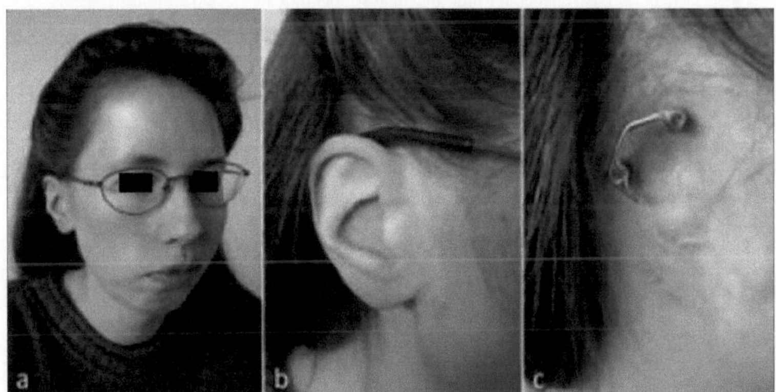

Fig: a) Paciente do sexo feminino com prótese auricular ancorada no osso feita de silicone para microtia e atresia do canal auditivo. b) Grande plano. c) Construção em arco sobre 2 implantes Branemark

D) PRÓTESE MÉDIO-FACIAL

Os defeitos adquiridos do terço médio da face apresentam frequentemente desfiguração grave e incapacidade funcional. Os defeitos de grandes dimensões resultantes do tratamento do cancro raramente são reabilitados apenas com reconstrução cirúrgica; normalmente, requerem uma prótese facial para restaurar a função e a aparência. Além disso, é frequentemente necessária uma prótese intra-oral, como um obturador, para restabelecer a fala e a deglutição. O fabrico de uma prótese facial extra-oral desafia a capacidade artística dos protésicos.

Tipos de prótese médio-facial

1. Prótese temporária.
2. Prótese de defesa.

COMBINAÇÃO DE PRÓTESES INTRA E EXTRA-ORAIS

PRÓTESES ORBITO-MAXILARES e NASO-MAXILARES

A ressecção da cavidade nasal em tumores leva a defeitos no nariz, lábio superior e órbita com extensão para a cavidade oral. O prognóstico depende da presença e do estado dos dentes, da quantidade e do contorno do palato duro remanescente, do estado funcional do lábio superior e da motivação e capacidade de adaptação do doente.[53]

A prótese oral é concluída em primeiro lugar. A prótese oral deve ser fabricada de modo a restabelecer a maioria das funções da fala, mastigação, deglutição e estética. Estas próteses devem também distribuir as forças da forma mais eficiente possível. [55]

A vantagem é que a prótese oral pode ser concebida de modo a que o movimento criado durante a deglutição e a mastigação não seja transferido para a porção facial. Além disso, as forças geradas pela retenção e estabilidade na porção facial podem ser direcionadas para a área do defeito.

Durante as moldagens do rosto são encontrados graus variáveis de mobilidade do leito tecidular. O movimento de estruturas, tais como o bordo anterior do ramo, o canto da boca e o lábio inferior, deve ser tido em conta no procedimento de moldagem. As impressões devem ser efectuadas com a prótese oral posicionada na boca.[55,56]

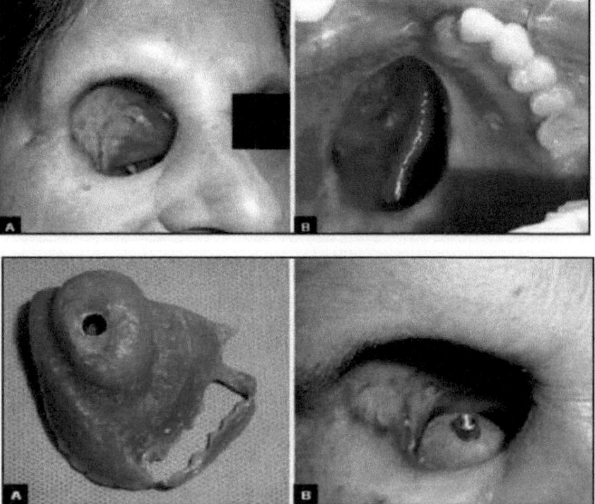

Fig. A e B: Defeito orbital e defeito maxilar intra-oral

REVISÃO DA LITERATURA

Duni C. Miglani et al (1957)[4] abordou a aplicação da prótese maxilofacial com exemplos para ilustrar este campo altamente especializado da odontologia protética. As deformidades orais e faciais, que podem ser adquiridas ou congénitas, são observadas num grande segmento da população. Estas pessoas desafortunadas requerem os serviços de um protésico maxilofacial. Qualquer dentista com um pouco de formação e interesse está plenamente qualificado para realizar este tipo de trabalho e ajudar os doentes, substituindo as deficiências anatómicas, restaurando as funções fisiológicas, corrigindo a fala prejudicada, melhorando a estética e, ao fazê-lo, elevando a moral do doente. O campo da Somatoprótese maxilofacial tem sido, até há pouco tempo, uma secção não anunciada do serviço de prótese dentária. É uma esperança sincera que mais instituições ofereçam este tipo de serviço e que mais dentistas se interessem e percebam a importância deste ramo da medicina dentária como uma arte curativa.

Chu CC et al. (1979)62 avaliaram a estabilidade à luz solar de elastómeros de poliuretano para utilização maxilofacial em 2 partes.

Na parte 2, avaliaram o efeito de estabilizadores UV selecionados na estabilidade das propriedades mecânicas de um material de poliuretano, o Calthane ND2300. A adição de estabilizadores UV prolongou a vida útil dos sistemas estudados, mas não obteve resultados completamente satisfatórios. A resistência à tração e o módulo de elasticidade diminuíram após uma exposição prolongada aos raios UV. A taxa de diminuição, contudo, foi muito menor para os espécimes com estabilizadores UV. O sistema de poliuretano que contém uma mistura de um estabilizador de UV e um antioxidante é considerado o melhor dos grupos testados, em termos da percentagem de retenção da resistência à tração e do módulo de elasticidade. Verificaram também que o alongamento na rotura aumentou quando a duração do envelhecimento por UV foi aumentada. Este fenómeno ocorreu em todos os sistemas, com ou sem estabilizadores UV, e pode ser entendido em termos dos conceitos de fragmentação de macromoléculas que resultam do envelhecimento UV. O aspeto físico em conjunto com os testes de propriedades mecânicas são necessários para garantir o desempenho bem sucedido de qualquer estabilizador de UV.

Raptis CN et al. (1980)[75] estudaram as propriedades do elastómero maxilofacial de silicone processado em pedra e metal. Mediram o efeito das condições do molde na UTS, n, e TS a 200% e 300% de alongamentos, e dureza Shore A para o Silastic 44210. Eles descobriram que não havia diferença em n, dureza Shore A e TS a 200% e 300% de alongamento entre as amostras de

Silastic 44210 produzidas em moldes de metal ou Coatedstone. Eles também descobriram que as amostras processadas em moldes de alumínio demonstraram a mais alta UTS para o Silastic 44210. A UTS foi ligeiramente reduzida quando utilizaram moldes de pedra revestidos, e foi consideravelmente reduzida com moldes de pedra não tratados. Por conseguinte, consideraram que a ligeira diminuição da UTS com moldes de gesso revestidos não comprometeria a utilização clínica dos moldes de gesso, particularmente quando se considera a facilidade de processamento. Também descobriram que a vaselina, o spray de silicone e o substituto do papel de alumínio eram todos igualmente eficazes na melhoria das propriedades físicas do elastómero quando processado num molde de pedra. Por conseguinte, concluíram que é necessário utilizar um vedante de molde ao processar o Silastic 44210 num molde de pedra.

GoldbergAJ et al. (1980)[97] estudaram a energia de rasgamento de elastómeros para aplicações maxilofaciais. Mediram a energia necessária para gerar uma unidade de área de superfícies rasgadas para seis elastómeros com baixos módulos de elasticidade. Incluíram quatro materiais de poliuretano e dois materiais maxilofaciais comerciais. Estes últimos tinham valores de energia de rasgamento entre 0,63 e 6,56 erg/cm^2, enquanto os poliuretanos variavam entre 8,49 e 50,0 erg/cm^2. Três dos materiais demonstraram um comportamento não-Hookiano durante os testes, violando um pressuposto da análise da energia de rasgamento.

RYu et al. (1983)[87] estudaram o efeito da temperatura de processamento nas propriedades de um elastómero maxilofacial de cloreto de polivinilo. Avaliaram as propriedades mecânicas e a cor de um elastómero maxilofacial de policloreto de vinilo (PVC) plastificado a temperaturas de processamento de 140 a 190 graus C. O estudo revelou que as propriedades dependiam da temperatura de processamento. Os espécimes preparados a 170 graus C apresentaram propriedades mecânicas óptimas com descoloração mínima.

Kouyoumdjian J et al. (1985)[99] estudaram as propriedades físicas de um silicone de vulcanização à temperatura ambiente modificado e não modificado. Testaram o silicone RTV MDX 4-4210 não modificado e modificado com a adição de 5%, 10% e 15% de IOOcs 360 MF para as seguintes propriedades físicas: resistência à tração, alongamento final (ASTM D412, matriz C), resistência ao rasgamento (ASTM D624, matriz C) e dureza Shore A Durometer (ASTM D2240). As propriedades mecânicas iniciais do silicone RTV não modificado foram superiores às do silicone RTV modificado com 5%, 10% e 15% de 360 MF, exceto a dureza. Verificou-se que o valor de cada propriedade medida diminui linearmente com a quantidade de 360 MF adicionada. Se se pretender uma suavidade adicional, esta pode ser obtida com a adição de 360 MF ao silicone RTV, à custa de uma diminuição da força, do alongamento e da resistência ao rasgamento.

Mesmo com a adição de 15% de 360 MF, os valores de resistência ao cisalhamento e alongamento estavam dentro da faixa padrão. A resistência à tração do silicone RTV não modificado ficou abaixo dos valores aceites.

J kou youmdjian et al. (1985)[12] compararam as propriedades físicas do RTV modificado e não modificado.

Neste estudo, foi utilizado o silicone RTV MDX 4-4210 e o mesmo silicone modificado pela adição de 360 fluidos médicos na quantidade de 5%, 10% e 15% em peso à base.

As propriedades avaliadas foram a resistência à tração, o alongamento percentual, a resistência ao rasgamento e a dureza. O silicone elastómero de base MDX 4-4210 foi misturado com o agente de cura e, em seguida, foi adicionado o fluido médico Dow 360 (5, 10 & 15% em peso). Foi utilizado calor seco de 80° C durante 1 hora para curar o material. Foram concebidas matrizes e moldes e o espécime foi preparado utilizando cortadores padrão para resistência à tensão e ao rasgamento. A resistência à tração e o alongamento final foram medidos com um aparelho de teste de tração Instron e com amostras de halteres.

O teste de rasgamento foi realizado no testador universal Instron com amostras de rasgamento. Para medir a dureza foi utilizado o Durómetro shore tipo A.

O autor concluiu que as propriedades mecânicas iniciais do silicone RTV não modificado eram superiores às do silicone RTV modificado com 5%, 10%, 15%, 360 de fluido médico, exceto a dureza. Os valores de cada propriedade diminuíram linearmente com a quantidade de fluido médico 360 adicionado. Se se pretender uma suavidade adicional, esta pode ser obtida com a adição de fluido médico 360 ao silicone RTV, à custa da diminuição da força, do alongamento e da resistência ao rasgamento.

John F. Wolfardt et al. (1985)[16] compararam as propriedades mecânicas do Cosmesil com as dos elastómeros atualmente utilizados. Os elastómeros normalmente utilizados são o Silastic 382, o Silastic MDX-4-4210 e o Silskin. Estes materiais RTV foram processados de acordo com as instruções do fabricante, mas o Cosmesil pode ser processado em vários graus para obter uma dureza e um selo; foi testado em consistências duras e moles. As amostras de teste foram processadas em moldes de aço inoxidável de precisão. Foram utilizados anéis O para os ensaios de tração, folhas finas para os ensaios de rutura e discos para os ensaios de dureza. Todos os espécimes foram condicionados durante um mínimo de 7 dias a uma temperatura de 20±1° C, 50%±5% de humidade relativa. Foram testados dez espécimes de cada material, exceto no teste de tração do Cosmesil - S, para o qual foram utilizados cinco espécimes.

O autor concluiu que o Cosmesil (S & H) apresentou propriedades mecânicas superiores às de outros elastómeros de silicone para próteses.

Eniko M.Veres et al. (1990)[45] avaliaram e compararam a molhabilidade e a dureza de indentação do material Cosmesil com a do Molloplast-B. Os espécimes dos materiais Cosmesil e Molloplast-B foram processados contra cinco superfícies diferentes. As superfícies de teste de pedra foram tratadas com sabão, alginato de sódio e pasta de silicone e deixadas sem tratamento. Como controlo, foi preparada uma superfície de aço inoxidável polido. Foram processados 10 espécimes de cada uma das cinco superfícies diferentes. A molhabilidade foi avaliada através da medição do acrílico de contacto com um projetor de perfil. A dureza de indentação foi medida com um durómetro Shore A.

O autor concluiu que o material Molloplast B apresenta uma maior molhabilidade do que o material Cosmesil. O separador de alginato de sódio produziu espécimes de silicone com maior molhabilidade. O material Molloplast-B foi considerado mais duro do que o material Cosmesil. O desempenho mecânico do material Cosmesil seria melhorado através do aumento da molhabilidade da superfície. A dureza do material Cosmesil está dentro do intervalo ideal para um elastómero maxilofacial.

Steven P. Haung et al. (1992)[32] avaliaram a alteração das propriedades físicas de combinações de elastómeros com corantes em resultado da exposição às intempéries. Foram fabricados 15 espécimes em forma de haltere e 15 espécimes em forma de calça para cada um dos 3 elastómeros (Siliastic medical adhesive type A, Silastic 4-4210, Silastic A-2186) e 6 combinações de corantes (pigmentos secos de terra, flocagem de fibra de rayon: tintas a óleo para artistas, caulino, cosméticos líquidos e sem cor) para fabricar 546 espécimes. Os 15 espécimes em forma de haltere e em forma de calça de cada combinação de corante de elastómero foram separados em 3 grupos de condições de teste (controlo, passagem do tempo e intemperismo normal) de 5 espécimes por grupo de condições de teste. Os espécimes de controlo foram avaliados no prazo de 1 mês após o fabrico.

O grupo de passagem do tempo foi selado em recipientes de vidro e mantido no escuro durante 6 meses antes do teste. Os grupos de intemperismo natural foram colocados no telhado da escola de medicina dentária durante 6 meses e expostos à luz solar e ao intemperismo. A avaliação da dureza e da resistência ao rasgamento foi efectuada em espécimes em forma de calça e a avaliação da resistência à tração final e do alongamento percentual em espécimes em forma de haltere.

O autor concluiu que a adição de corantes aos silicones alterou o efeito da meteorização nas propriedades físicas.

As alterações das propriedades físicas ocorrem tanto em amostras coloridas como em amostras não coloridas, que foram seladas em contentores e mantidas no escuro. As alterações das propriedades físicas podem ser causadas por impurezas incorporadas durante o fabrico, por produtos de reação, por iniciadores ou por qualquer outro mecanismo.

Polyzois GL et al. (1993)[105] estudaram algumas propriedades físicas de um elastómero facial melhorado (Cosmesil HC2), avaliaram algumas propriedades de importância clínica do Cosmesil HC2 e realizaram um estudo comparativo entre o Silskin II e o Cosmesil SM4, tendo em conta o efeito da intempérie após exposição à radiação ultravioleta. Os resultados mostraram que o Cosmesil HC2 é um material resiliente e apresenta boas caraterísticas de tração.

Os resultados também mostraram que a intempérie não afecta significativamente a resistência ao rasgamento do elastómero Cosmesil HC2. O efeito global da irradiação foi moderado em todos os materiais testados.

Polyzois GL et al. (1994)[109] estudaram as propriedades físicas e a biocompatibilidade de três elastómeros de silicone. Compararam as propriedades físicas de dois silicones de vulcanização à temperatura ambiente (RTV), A-2186 e Silbione 71556, e um material de vulcanização a alta temperatura (HTV), Mollomed. Avaliaram a potencial citotoxicidade dos materiais de silicone com o teste de sobreposição de agarose. As propriedades que investigaram foram a resistência à tração, o alongamento percentual, o módulo, a fixação permanente, a resistência ao rasgamento e a dureza. Selecionaram estas propriedades para testar devido à sua importância clínica para o fabrico de próteses faciais.

Os resultados deste estudo indicam que o material A-2186 tem uma melhor combinação de elevada resistência ao rasgamento e alongamento na rutura com uma superfície mais macia em comparação com o silicone Mollomed, e o silicone Silbione 71556 provou ser o material mais fraco. Além disso, todos os materiais demonstraram ausência de citotoxicidade nos testes de cultura de células.

E.R Dootz et al. (1994)[57] compararam as propriedades físicas de três materiais maxilofaciais em função do envelhecimento acelerado.

Os materiais escolhidos para este estudo foram MDX 4-4210, A-2186, & Cosmesil. Estes materiais foram testados para determinar a resistência à tração, a percentagem de alongamento, a dureza da superfície e a resistência ao rasgamento, antes e depois do envelhecimento acelerado. Foram preparadas cinco amostras de cada material para cada condição de ensaio. As amostras foram processadas de acordo com as instruções do fabricante e depois armazenadas num humidificador durante 24 horas antes do ensaio. Os ensaios foram realizados 24 horas após a preparação das amostras e foram repetidos após o envelhecimento durante 900 horas num dispositivo de O-metro meteorológico.

O autor concluiu que todos os materiais avaliados tiveram um bom desempenho antes do envelhecimento acelerado. No entanto, o MDX-4-4210 teve menos força e resistência ao rasgamento do que o A-2186 & materiais Cosmesil. O MDX-4-4210 e o A-2186 foram ligeiramente mais macios do que os espécimes de Cosmesil. Os materiais Cosmesil tiveram o alongamento mais favorável. O MDX-4-4210 não foi afetado pelo envelhecimento acelerado em todas as condições de teste. No entanto, a resistência à tração e ao rasgamento foi inferior à do A-2186 & materiais Cosmesil. A resistência à tração da substância A-2186 não foi afetada pelo envelhecimento acelerado e foi superior à dos outros materiais. As propriedades do material Cosmesil foram mais afectadas pelo envelhecimento acelerado do que as dos outros materiais testados.

Wang R et al. (1994)[44] estudaram a adesão do silicone ao poliuretano em próteses maxilofaciais. Foi referido que os primários aumentam a adesão entre os elastómeros de silicone e os revestimentos de poliuretano utilizados em próteses maxilofaciais. Avaliaram dois primários, três métodos de polimerização e sete tempos de reação do primário para determinar as condições para uma força de ligação adesiva óptima. Determinaram a resistência T-peel de espécimes, conforme descrito na Norma ASTM D 1876-72. Avaliaram os modos de falha e os testes t de duas amostras e ANOVA de uma via para comparar as médias de diferenças significativas ($P < .05$). As resistências de ligação são significativamente maiores para os poliuretanos tratados com o primário 1205 do que com o S-2260, independentemente do método de polimerização ou do tempo de reação do primário. Nem um único método de polimerização nem um único tempo de reação do primário produziram consistentemente maiores resistências de ligação.

Polyzois GL (1994)[92] estudou a força de ligação de fitas adesivas de dupla face utilizadas em próteses faciais. Avaliaram as forças de ligação à tração de cinco elastómeros faciais de silicone à pele humana através da utilização de cinco fitas adesivas de dupla face diferentes. Fixaram discos de elastómeros de silicone em suportes metálicos circulares e colaram-nos à face interna de um antebraço com as várias fitas adesivas. Os espécimes foram retirados 20 segundos após a fixação por meio de uma máquina de ensaio universal a uma velocidade de 1 mm/min. Foram testados oito espécimes de cada combinação de silicone/fita adesiva. Foram observadas diferenças significativas entre as várias combinações de silicone/fita adesiva. Os elastómeros faciais MDX4-4210 e Cosmesil tiveram a ligação mais forte à pele com a maioria das fitas adesivas, ao passo que Silskin II, Cosmesil HC2 e RS 330T-RTV foram os mais fracos. Após a falha da ligação, as fitas permaneceram aderidas à pele e não aos espécimes de silicone.

James C.Lemon et al. (1995)[8] investigaram a eficácia de um absorvente de luz UV na estabilidade da cor de um elastómero facial. Os espécimes medindo 2,4 mm x 6 cm x 4,5 cm foram feitos investindo 2 camadas de cera de base em frasco de PVC com pedra dentária e desparafinados. Foi utilizada uma proporção de 3:1 de adesivo médico tipo A para o elastómero MDX4-4210 por volume para preparar 54 amostras. O caulino (10% em volume) e o absorvente de luz UV-54 também foram adicionados a 0,01%, 0,1% e 0,25% em peso. O material foi colocado nos moldes e deixou-se assentar durante 24 horas. Após 24 horas, os frascos foram colocados em circulação de ar quente a 80° C durante 30 minutos. Preparou-se um total de 36 amostras, que foram divididas em 2 grupos. Cada grupo foi exposto a diferentes condições de intemperismo. Foi efectuada uma análise espectrofotométrica para avaliar as alterações de cor e para determinar os efeitos da meteorização artificial e da meteorização exterior na estabilidade da cor.

O autor concluiu que ocorreram alterações na cor das amostras, com o grupo artificial a causar uma maior alteração do que o envelhecimento ao ar livre. O absorvente de luz U.V. UV-5411 não protegeu as amostras das alterações de cor.

Gary JJ et al. (1998)[79] fizeram uma revisão da literatura sobre pigmentos e a sua aplicação em elastómeros maxilofaciais. Esta revisão da literatura inclui nomes e números de pigmentos e índices comuns, categorias de resistência à luz, tipo e classe química e as fórmulas químicas dos pigmentos comuns utilizados em próteses maxilofaciais.

Afirmaram que se pode deduzir desta revisão que os pigmentos utilizados com elastómeros de silicone apresentam uma alteração de cor e que é de esperar uma alteração de cor.

Polyzois GL et al (1999)[30] estudaram as propriedades mecânicas de 2 novos elastómeros protéticos de silicone de vulcanização de adição (Cosmesil e Episil). As propriedades que avaliaram foram a resistência à tração, o módulo a 100% de alongamento, o alongamento na rutura, a resistência ao rasgamento e a dureza. Selecionaram estas propriedades para teste devido à sua importância clínica para o fabrico de próteses faciais. Os resultados do estudo revelaram que o Episil apresentou maior resistência à tração (P = 0,0002), módulo de elasticidade (P = 0,0001), dureza (P = 0,0002) e resistência ao rasgamento (P = 0,0004) do que o material Cosmesil. O Cosmesil apresentou um maior alongamento na rutura (P = 0,0002) do que o Episil. Por conseguinte, concluíram que o Cosmesil e o Episil apresentaram propriedades razoáveis como elastómeros para próteses faciais e nenhum deles foi superior em todas as propriedades testadas. Ambos os materiais apresentaram combinações favoráveis de alongamento na rutura e resistência ao rasgamento.

Steven P.Haung et al (1999)[110] avaliaram o efeito dos agentes corantes nas propriedades físicas dos elastómeros maxilofaciais. Foram fabricados 5 espécimes em forma de haltere e 5 espécimes em forma de calças para cada uma das combinações de 3 elastómeros (Silastic medical adhesive type A, Silastic 4-4210, & Silicone A-2186) & 6 corantes (pigmentos secos de terra, flocagem de fibra de rayon, tintas a óleo de artistas, caulino, cosmético líquido e sem corantes). Foi preparado um total de 180 espécimes. A avaliação da dureza e da resistência ao rasgamento foi feita com espécimes em forma de calças e a avaliação da resistência à tração final e do alongamento percentual foi feita com espécimes em forma de halteres.

O autor concluiu que as propriedades físicas dos elastómeros maxilofaciais foram alteradas pela incorporação de agentes corantes. Os corantes líquidos (Artists Oils & amp; cosméticos líquidos) causam diminuição da dureza e da resistência à tração, enquanto os corantes secos (caulino, flocos de rayon) causam diminuição da resistência à tração & amp; aumento da dureza.

Jon E. Dahl et al (2000)[19] avaliaram o potencial irritativo dos adesivos de próteses faciais utilizando uma técnica invitro para a deteção de substâncias químicas irritantes para os olhos.

Foram avaliadas dez colas através do método da membrana corio-alantóica do teste do ovo de galinha. As colas foram aplicadas na membrana corioalantóica de ovos de galinha fertilizados e a membrana foi examinada por um fotomacroscópio para detetar lesões nos vasos sanguíneos. A média da pontuação de irritação foi calculada a partir dos tempos registados para a quantidade de hemorragia, lise e coagulação.

Os produtos foram classificados como não irritantes ou irritantes ligeiros, moderados e fortes, com base nas classificações de irritação.

O resultado do estudo mostra que a lesão predominante da membrana foi a coagulação dos vasos sanguíneos. A toxicidade de um produto depende dos seus constituintes e da sua concentração. Quatro produtos foram classificados como fortemente irritantes, um como moderado e os restantes cinco como ligeiros ou não irritantes.

O autor concluiu que foram produzidas reacções graves a produtos contendo acetato de etilo ou tricloroetano.

Gregory L. Polyzois et al (2002)[36] avaliaram a resistência da ligação interfacial entre diferentes tipos de elastómeros faciais de silicone e resinas de dentadura. Os materiais faciais estudados foram Cosmesil (condensação), Ideal (adição), enquanto que SR 3/60, SR 3/60 Quick e Traid foram incluídos no grupo das resinas de prótese. As amostras de teste foram preparadas através do processamento das resinas de prótese na metade inferior do molde. Os espécimes de resina foram acabados com papel SiC de grão 80, desengordurados com acetona duas vezes e deixados a secar durante 15 minutos. Foram pintadas duas camadas finas de primário e deixadas a secar durante 2 horas. Os siliconeelastómeros foram misturados e colocados na metade superior do molde de pedra sem reter o ar.

Os frascos foram fechados e os espécimes foram polimerizados durante 24 horas à temperatura ambiente. Os espécimes foram cortados e testados utilizando a máquina de testes Monsanto a uma velocidade de 50 mm/min. O autor concluiu que o Cosmesil apresentou maior resistência de união com as resinas SR 3/60, SR 3/60 Quick e Traid em comparação com a Ideal.

Karayazgan B et al (2003)[66] num relatório clínico descreve a utilização de tule para aumentar a resistência ao rasgamento de uma prótese facial. Ao incorporar o tule, a margem de uma prótese pode ser mais estável, mais resistente ao rasgamento e menos suscetível de se deformar durante a aplicação e remoção de adesivos, cosméticos e agentes de limpeza.

Sudarat Kiat- amnuay et al (2004)[78] investigaram o efeito de camadas adesivas simples e múltiplas de 2 adesivos na retenção de tiras de elastómero de silicone maxilofacial aderidas à pele de antebraços humanos, utilizando um teste de descolagem.

Foram aplicadas oito tiras de borracha de silicone Silastic Adhesive A/MDX4-4210, numa ordem aleatória pré-determinada, nos antebraços ventrais esquerdo e direito de 30 indivíduos humanos aprovados pelo IRB. Foi aplicado um penso protetor de preparação da pele. O Secure 2 medical Adhesive (SMA) e o adesivo Epithane-3 (E3) foram utilizados isoladamente ou em sanduíche SMA/E3 ou E3/SMA (da pele à prótese) para aderir as tiras. As tiras foram descoladas 6 horas mais tarde numa máquina de testes universal.

Os resultados deste estudo indicam que, após a aplicação do penso protetor de preparação da pele, a adesão da pele melhora quando se combina o adesivo: Secure 2 medical Adhesive (SMA) para a pele e Epithane-3 (E3) para a prótese de silicone. A adesão foi maior com esta combinação do que quando se utilizou apenas um dos adesivos ou com a combinação oposta (SMA contra a prótese de silicone e E3 contra a pele).

Sudarat Kiat- amnuay et al (2006)55 mediram as interações de pigmentos de óleo mais opacificadores de terra seca a 5%, 10% e 15% por volume na estabilização da cor de elastómeros de silicone MDX44210/tipo A antes e depois do envelhecimento artificial.

Na primeira parte do estudo, cada um dos 5 opacificadores (pó de caulino da Geórgia neutro, pó de caulino calcinado, branco Artskin, pigmento seco branco de titânio (Ti) ou cor de óleo de artistas branco de Ti) em concentrações de 10% foram combinados com cada um dos 5 tipos de pigmento de óleo (sem pigmento, vermelho de cádmio-bário profundo, amarelo orquídea, terra de Siena queimada ou uma mistura de 3 pigmentos), para um total de 25 grupos experimentais de elastómeros.

Na segunda parte do estudo, foram feitos 50 grupos experimentais de elastómeros, combinando opacificadores lof5 em concentrações de 5% e 15% com pigmentos de óleo lof5, como na parte 1. Foram testados cinco exemplares de cada elastómero, num total de 375 exemplares. Em cada parte do estudo, todos os espécimes foram envelhecidos numa câmara de envelhecimento artificial.

Concluiu-se que, em todas as 3 concentrações, os pigmentos de óleo misturados com opacificadores ajudaram a proteger o elastómero de silicone MDX4-4210/tipo A da degradação da cor ao longo do tempo. O pigmento seco Ti white permaneceu o mais estável em termos de cor ao longo do tempo, seguido dos pigmentos misturados com caulino em pó calcinado, Georgia Kaolin, Artskin white e Ti white artists oil color.

Ahmed B et al. (2011)[49] estudaram a reabilitação de um grande defeito maxilo-facial utilizando próteses de resina acrílica. Grandes defeitos faciais requerem reconstrução cirúrgica definitiva. No entanto, por vezes essa reconstrução não é possível devido à perda extensa de tecidos que não pode ser corrigida apenas por cirurgia. Neste caso, procedeu-se à restauração protética dos tecidos faciais perdidos. A introdução de materiais mais recentes que conferem um aspeto realista a este tipo de restauração protética, como as borrachas de silicone e de poliéter, e a utilização de implantes para reter estas próteses deram uma nova dimensão à reabilitação destes doentes. O relatório apresenta um caso de reabilitação protética de um defeito extra-oral extenso devido a um carcinoma basocelular da bochecha, utilizando material de resina acrílica.

Goiato MC et al. (2011)[67] estudaram o efeito da desinfeção química e do envelhecimento acelerado na estabilidade de cor do silicone maxilofacial com opacificadores. Foram obtidos noventa espécimes do silicone Silastic MDX4-4210. Os espécimes foram divididos em três grupos (n = 30): Grupo I: incolor, Grupo II: opacificador de sulfato de bário, Grupo III: opacificador de dióxido de titânio.

Desinfectaram os espécimes de cada grupo (n = 10) com pastilhas efervescentes, sabão neutro ou gluconato de clorexidina a 4%. A desinfeção foi realizada três vezes por semana durante 2 meses. Realizaram a avaliação da cor após 60 dias (período de desinfeção) e após 252, 504 e 1008 horas de envelhecimento acelerado, utilizando um espetrofotómetro de reflexão. De seguida, calcularam as alterações de cor pelo sistema CIE L*a*b*. Recolheram os dados e analisaram-nos por ANOVA de três vias e teste de Tukey (α= 0,05). Os resultados do estudo revelaram que o Grupo II apresentou a menor alteração de cor, enquanto o Grupo III a maior ($p < 0{,}05$), independentemente dos períodos de desinfeção química e envelhecimento acelerado. Por conseguinte, concluíram que a adição de opacificante, a desinfeção química e os procedimentos de envelhecimento acelerado afectaram a estabilidade da cor do silicone maxilofacial.

Haddad MF et al. (2012)[105] estudaram a resistência de união entre resina acrílica e silicone maxilofacial. O desenvolvimento da implantodontia melhorou as possibilidades de reabilitação com próteses maxilofaciais. No entanto, clinicamente é difícil unir o silicone ao sistema de fixação. Foram fabricadas 120 amostras com resina acrílica autopolimerizada e silicone facial MDX 4-4210.

Procederam à colagem dos dois materiais através de retenções mecânicas e/ou aplicação de primários (DC 1205 primer e Sofrelinerprimer S) e adesivo (Silastic Medical Adhesive Type A) ou nenhum (grupo de controlo). Dividiram as amostras em 12 grupos de acordo com o método utilizado para fixar o silicone à resina acrílica. Submeteram todas as amostras a um teste T-peel numa máquina de testes universal. As falhas foram classificadas como adesivas, coesivas ou mistas. Avaliaram os dados através da análise de variância (ANOVA) e do teste HSD de Tukey (α=,05). Os resultados do estudo revelaram que os valores mais elevados de resistência de união (5,95 N/mm; 3,07 N/mm; 4,75 N/mm) foram registados nas amostras que receberam a aplicação de um primário Sofreliner. Estes valores foram significativamente mais elevados quando as amostras não apresentavam riscos e não receberam a aplicação de Silastic Medical Adhesive Type A. Concluíram, portanto, que o tipo de falha mais comum foi a adesiva. A utilização do primário Sofreliner aumentou a força de ligação entre a resina acrílica auto-polimerizada e o silicone facial Silastic MDX 4-4210.

Nomura T et al. (2013)[22] estudaram o fabrico e o método de retenção de uma prótese facial de resina acrílica leve para defeitos maxilofaciais. A reabilitação maxilofacial extraoral para a anatomia facial comprometida ou perdida resultante da erradicação cirúrgica de malignidade, trauma ou anomalias congénitas é normalmente realizada com uma prótese de silicone. No entanto, com o aumento do tamanho e do peso, uma prótese de silicone pode perder a retenção.

Por conseguinte, apresentaram um relatório de tratamentos de 2 doentes para introduzir um método de fabrico e retenção para uma prótese facial de resina acrílica leve. Fabricaram a prótese colando um invólucro facial de resina acrílica a uma imagem facial editada por computador e impressa com transferências de ferro. Fixaram a prótese completa à pele com fita adesiva de dupla face de qualidade médica, que manteve uma vedação marginal apertada mesmo quando em contacto com saliva e água. A forte retenção protética da prótese leve permitiu a reabilitação orofacial e da fala, tornando-a assim uma alternativa promissora à prótese de silicone convencional, especialmente para a restauração de defeitos maxilofaciais extensos.

Kaida Xiao et al. (2013)[72] Neste estudo, é proposto um novo sistema de reprodução de imagens a cores 3D para o fabrico aditivo automatizado e preciso de próteses faciais de tecidos moles. Foi definida uma estrutura de reprodução de imagens a cores 3D e foi desenvolvido um protocolo para cada subprocesso para esta aplicação específica.

Foram desenvolvidos e integrados processos de gestão da cor no sistema de reprodução de imagens 3D proposto; foram estabelecidos perfis de cor para o sistema de fotogrametria 3dMD e para a impressora 3D Z Corp Z510, utilizando técnicas convencionais de reprodução de cor para imagens

2D. Os protótipos de tecidos moles das próteses do nariz e da orelha foram produzidos utilizando o sistema proposto. A qualidade das próteses foi avaliada. Os resultados mostram que o protocolo utilizado no processo de fabrico 3D foi capaz de produzir uma cor de pele precisa com texturas finas e forma 3D, com poupanças significativas em termos de tempo e de custos.

HattoriMet al. (2014)[16] estudaram o efeito do processo de fabrico na resistência de união à tração entre o elastómero de silicone e a resina acrílica para próteses maxilofaciais. Selecionaram um elastómero de silicone maxilofacial comum (VST-50), dois primários (Sofreliner primer e R-SI-LINE Plasticbond) e duas resinas acrílicas (Unifast III e Palapress Vario). Polimerizaram o elastómero de silicone entre placas de resina acrílica com primário, utilizando um molde de frasco metálico ou um molde de pedra Aaskless. Mediram a resistência de união dos espécimes através de um teste de tração e analisaram-na utilizando uma análise de variância de duas vias (ANOVA) com o teste de diferença significativa honesta de Tukey. Todas as superfícies de fratura mostraram fratura interfacial. Tanto o processo de fabrico como a combinação de primário e resina acrílica afectaram a resistência de união, e a ANOVA de duas vias indicou uma interação significativa. Concluíram que a resistência da ligação era geralmente maior quando o elastómero de silicone era polimerizado utilizando um molde de pedra Aaskless.

Ahmed Yaseen Alqutaib et al (2015)[17] O objetivo deste artigo é rever a informação relativa aos materiais protéticos utilizados na construção de próteses maxilo-faciais extra-orais que são utilizadas para restaurar orelhas, nariz ou olhos ausentes ou defeituosos, bem como os tecidos circundantes. Há uma variedade de materiais utilizados, incluindo resina acrílica e silicone, com modificações avançadas nos últimos anos.

Nafij B Jamayet et al (2016)[103] estudaram o facto de a escultura em cera de uma prótese maxilofacial ser um desafio, consumir muito tempo e exigir grande perícia.

Os sistemas de prototipagem rápida (PR) permitem ultrapassar estes obstáculos, possibilitando a criação de um modelo 3D personalizado da prótese pretendida. O Geomagic e o Mimics são os programas de software mais adequados para a conceção de tais próteses. No entanto, devido ao elevado custo destas aplicações e à formação especial necessária para as operar, não são amplamente utilizadas. Para além disso, são inevitáveis as margens mal ajustadas e outras discrepâncias nos produtos finais dos sistemas de PR.

Por conseguinte, este processo dificulta o planeamento do tratamento posterior por parte do prostodontista maxilofacial. Aqui, relatamos o caso de uma mulher de 62 anos de idade que compareceu à nossa clínica. Inicialmente, apresentava um defeito na face direita. Mais tarde, foi-lhe diagnosticado um carcinoma de células escamosas, que foi ressecado. O objetivo deste relatório é descrever uma nova técnica para a impressão 3D de próteses faciais que envolve a utilização combinada de software de código aberto, um sistema de RP e métodos convencionais de fabrico. O desenho 3D obtido foi utilizado para fabricar uma prótese maxilofacial para restaurar o defeito. O paciente ficou satisfeito com o resultado estético. Esta abordagem é relativamente fácil e barata, não requer um elevado grau de formação não médica e é benéfica em termos de resultados clínicos.

Dr. Aakarshan Dayal Gupta et al. (2017)[41] Discutiram que a desfiguração maxilofacial pode ser congénita, de desenvolvimento, traumática ou devido a cirurgia ablativa. Tais defeitos comprometem a aparência, a função e tornam um indivíduo incapaz de levar uma vida relativamente normal e afectam a sua psique. À medida que a qualidade de vida do doente é alterada, a integração social torna-se difícil e a expetativa de regressar à "normalidade" cai por terra. O prognóstico para um resultado de tratamento bem-sucedido depende de um diagnóstico correto e da antecipação de problemas que ultrapassam o domínio da medicina dentária. A reconstrução cirúrgica microvascular através de retalhos livres é normalmente o tratamento de eleição. No entanto, a radioterapia, a complexidade anatómica, a possibilidade de recorrência e a complexidade do procedimento podem excluir esta opção. Ao longo dos anos, a reabilitação protésica tem provado o seu valor nestas situações. Apresenta vantagens consideráveis, como por exemplo, a observação da recidiva da doença, a superioridade estética, a simplicidade técnica e o baixo custo dos cuidados. Ao longo de décadas, foram desenvolvidas várias próteses para este fim. Através desta revisão, o nosso objetivo é explicar as caraterísticas mais importantes e a finalidade destas próteses.

Ranabhatt R et al. (2017)[23] efectuaram uma revisão sistemática sobre a correspondência de cores em próteses faciais. A correspondência de cores com a pele circundante é extremamente importante em pacientes que usam próteses maxilofaciais. Assim, é de extrema importância conhecer as diferentes técnicas de correspondência de cores e coloração em próteses maxilofaciais. Por conseguinte, os autores analisaram os dados da literatura no que diz respeito à correspondência de cores em próteses maxilofaciais. Realizaram uma pesquisa eletrónica de revisão por pares restrita à literatura dentária em língua inglesa para identificar o artigo científico relevante sobre correspondência de cores e coloração em próteses maxilofaciais.

Selecionaram o ano de publicação até dezembro de 2015 para que a pesquisa pudesse incluir todos os artigos disponibilizados nessa base de dados específica. Dois observadores independentes leram de forma independente os resumos e, posteriormente, pré-selecionaram os artigos de texto integral. Efectuaram uma revisão do texto integral apenas de 15 artigos. Dos 15 artigos, 7 estavam relacionados com a coloração através de tinturas, pulverização, moagem e utilização de cosméticos comerciais. Três estudos estavam relacionados com a correspondência de cores em próteses maxilofaciais. Dois estudos efectuaram a medição da cor em próteses maxilofaciais. Apenas um estudo explicou a cor e a sua relevância nas próteses maxilofaciais. Apenas um estudo foi efectuado para reproduzir um guia de tonalidade de silicone correspondente à cor da pele indiana. Além disso, foi realizado um único estudo piloto para medir a cor da pele facial e dos lábios numa amostra da população humana estratificada por raça, sexo e idade. Não encontraram provas que discutam a melhor técnica disponível para uma correspondência perfeita da cor para o fabrico de próteses maxilofaciais. No entanto, concluem que os instrumentos mais recentes, como o espetrofotómetro e os colorímetros, melhoraram a eficiência na correspondência da cor.

Kim SMet al. (2018)[99] estudou a Prótese Facial de Silicone: Adesão do silicone ao íman. Embora uma prótese facial de silicone tenha muitas vantagens, a cimentação limitada do silicone com resina ou metal tem causado preocupação a muitos cirurgiões reconstrutivos maxilofaciais e protésicos relativamente à utilização de próteses faciais à base de silicone. Por conseguinte, no seu estudo, demonstraram um paciente representativo de prótese facial de silicone com cimentação magnética ao silicone utilizando argila plástica, que será aplicada a várias estratégias de prótese maxilofacial num futuro próximo.

Fernanda Pereira de Caxias et al .(2019)[88] Esta revisão apresenta um sistema de classificação das próteses maxilofaciais, explicando os seus tipos. Pretende-se também descrever a sua origem e desenvolvimento, os materiais e técnicas atualmente disponíveis, prever as necessidades futuras e, posteriormente, discutir as suas vias de melhoria como modalidade restauradora

Foi efectuada uma pesquisa bibliográfica na base de dados PubMedZMedline. Foram incluídos artigos que discutiam a história, os tipos, os materiais, as técnicas de fabrico, as implicações clínicas e as expectativas futuras relacionadas com as próteses e a reconstrução maxilofacial. Cinquenta e nove artigos foram incluídos nesta revisão. As próteses maxilofaciais foram classificadas como restauradoras ou complementares, com subclassificações baseadas na finalidade da prótese.

A origem das próteses maxilofaciais não é clara, no entanto, as técnicas de fabrico e os materiais sofreram várias alterações ao longo da história. Atualmente, os silicones e as resinas acrílicas são os materiais mais utilizados no fabrico de próteses personalizadas. As próteses maxilofaciais não só restauram diversos tipos de defeitos orofaciais como também melhoram a qualidade de vida dos pacientes. Embora o cenário clínico atual no campo das próteses maxilofaciais seja promissor, podem esperar-se melhorias na qualidade dos materiais e nas técnicas das próteses maxilofaciais no futuro, para produzir melhores resultados no tratamento dos pacientes.

Dr. Aakarshan Dayal Gupta et al. (2020)5[9] Explicaram que o material protético maxilofacial deve ter uma excelente recetividade tecidular. O fabrico de próteses maxilofaciais apresenta vários problemas, tais como a obtenção de impressões, a construção de moldes, a coloração e a caraterização para se assemelharem à pele humana, além disso, a gama de propriedades mecânicas e o grau de permanência desejado nos materiais representam um desafio. Os materiais protéticos devem ser translúcidos, de cor estável com tendência a manchar, fáceis de limpar e flexíveis em conjunto com a pele a que aderem. Além disso, devem ser capazes de aderir de forma segura e confortável e apresentar uma linha fina de contacto marginal.

Neste artigo, os autores tentaram explicar em pormenor todos os materiais protéticos maxilofaciais que foram utilizados e estão a ser utilizados, com uma nota sobre a mais recente tecnologia de impressão 3D que está a ser investigada atualmente para próteses faciais.

Dr. Rajat Lanzara et al. (2021)[39] As anomalias ou defeitos corporais que comprometem a forma, a função e a estética são suficientes para tornar um indivíduo incapaz de levar uma vida normal. A desfiguração maxilofacial pode ser o resultado de uma anomalia congénita, de um traumatismo ou de uma cirurgia tumoral. Várias vezes, devido ao tamanho, à localização do defeito ou às condições médicas do paciente, a desfiguração maxilofacial pode ser causada por uma anomalia congénita, por um traumatismo ou por uma cirurgia.

A reconstrução cirúrgica pode não ser possível, pelo que a reabilitação protésica é indicada nestes casos. Mas o sucesso da reabilitação protética é largamente determinado pelas propriedades físicas e mecânicas do material utilizado. Os materiais mais utilizados atualmente para o fabrico de próteses faciais são as resinas acrílicas, os copolímeros acrílicos, os polímeros de vinil, os elastómeros de poliuretano e os elastómeros de silicone.

Sempre houve uma procura de um material protético maxilofacial que se aproximasse dos tecidos do defeito em termos de aparência e propriedades. Este artigo centra-se nos antecedentes históricos, nas tendências de mudança e nos aspectos futuros de vários materiais utilizados na reabilitação de defeitos maxilofaciais, com as suas limitações e modificações.

Rodrigo Salazar-Gamarra et al. (2022)[138] Historicamente, as próteses faciais têm reabilitado com sucesso indivíduos com deficiências anatómicas adquiridas ou congénitas da face. Esta história inclui esforços extensivos em investigação e desenvolvimento para explorar as melhores práticas em materiais, métodos e técnicas artesanais. Atualmente, a reabilitação maxilofacial extra-oral é gerida por uma equipa multiprofissional que evoluiu com um âmbito alargado de conhecimentos, competências e responsabilidades. Isto inclui a integração obrigatória de diferentes especialistas profissionais para cobrir as necessidades bio-psico-sociais do paciente, a vigilância da saúde e da patologia sistémicas e técnicas de restauração avançadas, que podem incluir tecnologias 3D. Além disso, os recentes fluxos de trabalho digitais permitem-nos otimizar esta integração multidisciplinar e reduzir o tempo ativo tanto dos pacientes como dos clínicos, bem como melhorar a relação custo-eficácia do sistema de cuidados, promovendo o seu acesso tanto aos pacientes como aos sistemas de saúde. Este artigo discute os factores que afectam as oportunidades presentes e futuras da reabilitação extra-oral maxilofacial, desde a consolidação do trabalho em equipa, às técnicas que utilizam a tecnologia e às oportunidades dos sistemas de saúde.

Baghani, Mohammad Taghi et al (2023)[140] Este estudo tem como objetivo avaliar a exatidão da moldagem digital com base em medições de veracidade e precisão de implantes dentários colocados em lesões maxilofaciais para produzir subestruturas de próteses maxilofaciais. Dois scanners intra-orais (Trios 3 e CS 3700) e um scanner de secretária (tecnologia aberta) foram examinados neste estudo. Um modelo de um paciente com uma lesão na região do ouvido foi criado como referência. O modelo de referência foi digitalizado por cada scanner 10 vezes. Os ficheiros Standard Tessellation Language foram fornecidos por cada scanner e foram examinados em termos dos aspectos de Veracidade e Precisão.

Registaram-se diferenças estatísticas significativas na veracidade e precisão entre scanners. Os scanners utilizados podem ser aplicados como alternativa aos métodos de impressão convencionais

HISTÓRIA DA PRÓTESE MAXILOFACIAL E DOS MATERIAIS UTILIZADOS.

Na história mais antiga da Índia, nasceu um manequim em forma humana e um rapaz a quem a deusa Parvati deu o nome de "Ganesha". A deusa Parvati deu-lhe instruções estritas para não permitir que ninguém entrasse nas suas instalações sem que ela tivesse terminado o seu banho. Entretanto, Shiv Ji regressou dos Himalaias depois de ter completado a sua austeridade e tentou entrar no palácio de Parvati, mas Ganesh Ji manteve-se inflexível e não cumpriu as palavras da sua mãe. Perante a resistência de Ganesha, Shiva, por ignorância e raiva, decapitou Ganesha com o seu tridente e entrou na casa, trazendo a cabeça de uma cria de elefante. Shiv Ji colocou a sua cabeça em cima do corpo de Ganesha. Desta forma, ele foi ressuscitado. O facto de a cabeça se ter fundido com o tronco do corpo deu claramente uma ideia de substituição de uma parte ausente do corpo humano, conhecida como prótese.

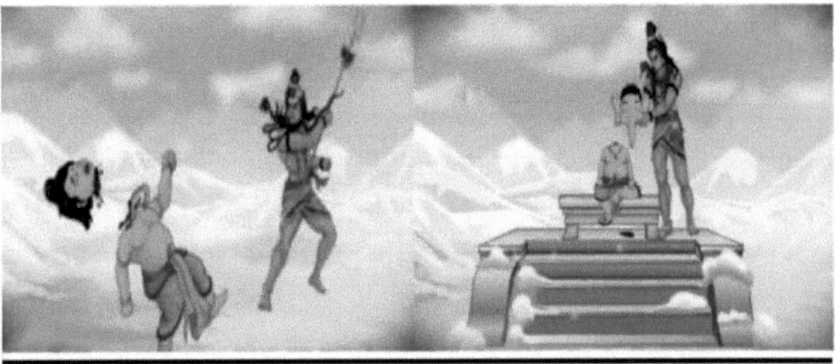

ANTES DE 1600

A origem da reconstrução protética de defeitos faciais não está bem documentada. Os primeiros registos indicam que foram encontrados olhos, orelhas e narizes artificiais em múmias egípcias. Eram feitos de prata, ouro, bronze e eram frequentemente revestidos com porcelana pigmentada organicamente, representando a esclerótica e a íris. Olhos de marfim, de rocha e de cristal de quartzo foram encontrados nas ruínas das civilizações egípcia, chinesa, asteca, inca e até da antiga Síria. A sociedade etrusca era considerada avançada na arte da prótese intra-oral, tendo sido encontrados restos de estruturas protésicas nos seus antigos cemitérios.

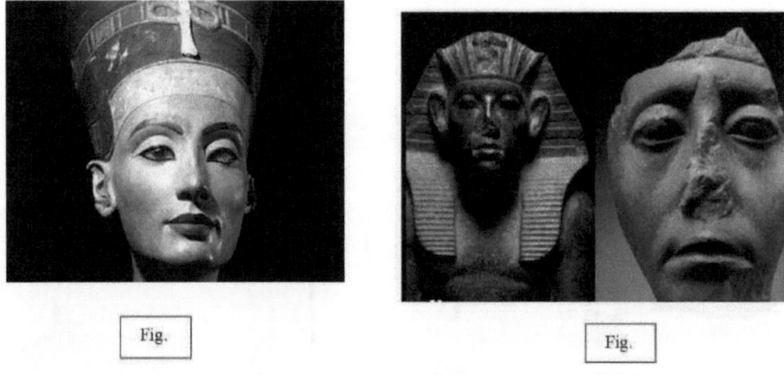

Fig.

Fig.

Ambroise Paré (1510-1590), um famoso cirurgião francês, forneceu a primeira utilização documentada de próteses maxilofaciais durante o século XVI.[30,32]

Este cirurgião francês mencionou a utilização de olhos, ouvidos e narizes artificiais e descreveu o fabrico de uma prótese obturadora. As próteses idealizadas por Paré eram feitas com diferentes materiais como papel machê, couro, marfim, ouro e prata. As próteses nasais podiam ser fixadas por substâncias pegajosas ou por três tiras de linho enroladas à volta da cabeça do paciente. As próteses auriculares podiam ser fixadas por uma faixa metálica colocada na cabeça do doente. As próteses oculares podiam ser retidas internamente na órbita ou externamente, à semelhança das próteses auriculares. Relativamente às próteses obturadoras, uma esponja seca poderia ser fixada na superfície superior da prótese (região obturadora) de modo a que, quando a esponja seca entrasse na cavidade palatina e fosse humedecida, se expandisse e mantivesse a prótese em posição.[34,35]

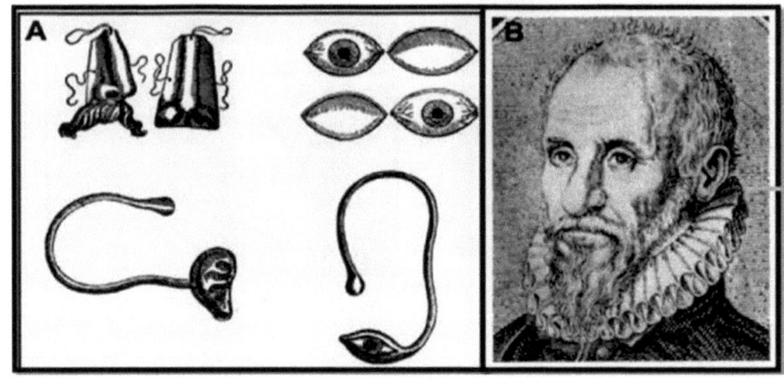

Fig.

1600 A 1800

Pierre Fauchard (1678-1761) fez uma máscara de prata pintada com tintas a óleo para substituir a parte perdida da mandíbula de um soldado francês, tornando as margens imperceptíveis com o uso de pêlos faciais.

Tycho Brahe substituiu o seu nariz perdido por um nariz artificial feito de prata e ouro, enquanto Ambroise Paire é considerado o primeiro a utilizar obturadores para fechar perfurações palatinas.[45,39]

Mais tarde, durante o século XVII, Pierre Fauchaud reconheceu que as próteses maxilofaciais podiam não só melhorar a mastigação, mas também reparar defeitos palatais e melhorar a estética. Em 1728, Pierre Fauchard utilizou as perfurações no palato para reter próteses artificiais. Fauchaud concebeu um obturador palatino com asas que se dobravam durante a inserção no defeito palatino. Uma vez posicionadas, as asas abrem-se para manter a prótese no sítio. Fauchaud também melhorou a estética dos dentes artificiais. Os dentes artificiais de marfim eram cobertos com uma fina camada de metal e, mais uma vez, esta camada de metal era coberta com esmalte. Em 1681, os olhos artificiais foram feitos de esmalte com o objetivo de "parecerem naturais".[18,19]

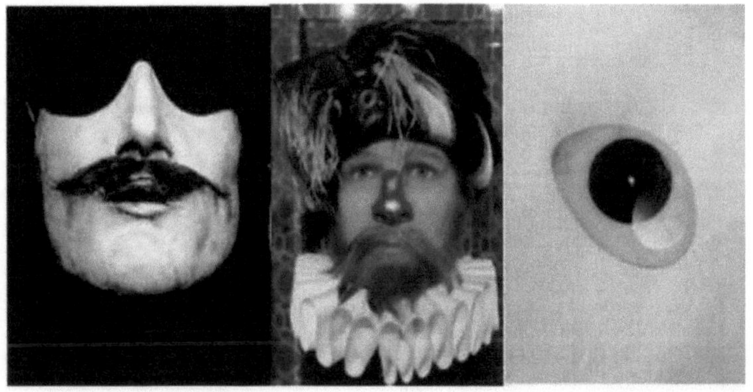

FIG.

1800 A 1900

William Morton (1819-1868) fabricou uma prótese nasal em porcelana esmaltada para combinar com a tez do paciente, que era fixada nos óculos do paciente.

Kingsley (1880) fez uma prótese nasal combinada usando material cerâmico.

Claude Martin (1889) fabricou uma prótese nasal com material cerâmico.

Tetamore, em 1894, fabricou narizes artificiais feitos de "material plástico muito leve" que eram fixados por óculos de arco

No mesmo século, algumas próteses eram feitas de celulose nitrada (descoberta em 1867).

No entanto, para os fumadores, a celulose nitrada produzia resultados insatisfatórios, pois ficava castanha e incendiava-se.

Mais tarde, em França, o acetato de celulose foi utilizado com melhores resultados clínicos. O celuloide foi também utilizado para a cranioplastia.

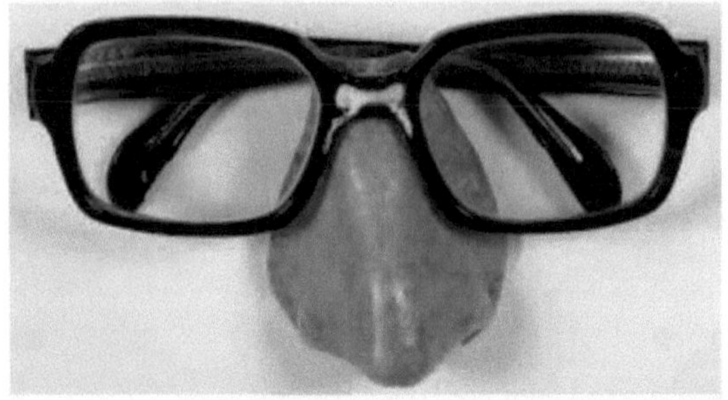

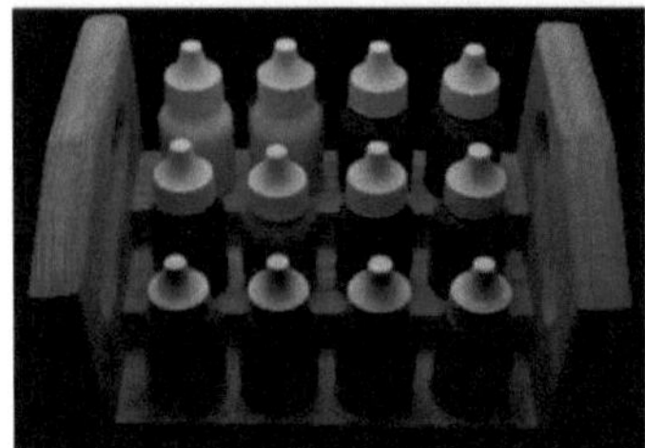

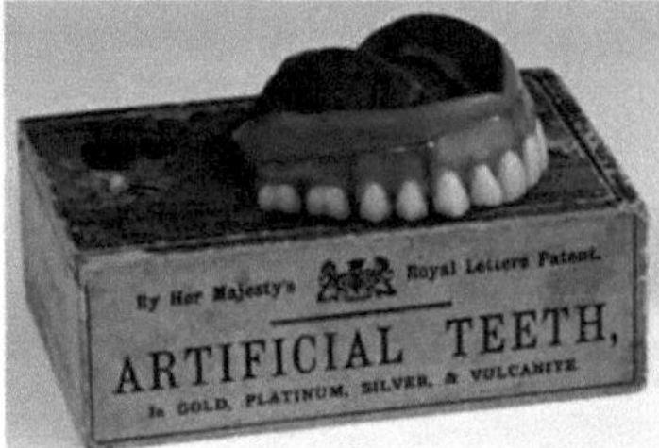

Fig.

DEPOIS DE 1900

No final do século XIX, a borracha de vulcanite estava a ser utilizada. Este material substituiu a celulose, os metais, a cerâmica e outros materiais utilizados na altura para o fabrico de próteses.[5,7] Além disso, a vulcanite foi frequentemente utilizada durante a Primeira Guerra Mundial (1914-1918) para o fabrico de próteses maxilofaciais. Alguns protésicos utilizavam outros materiais, como um material termoplástico à base de cera reforçada com resina e um material à base de gelatina e glicerina. Apesar de apresentarem resultados satisfatórios quando novas, as próteses de gelatina e glicerina duravam apenas alguns dias ou, no máximo, uma semana.

Apesar da procura de próteses oculares durante a Primeira Guerra Mundial, quando mais de 600.000 soldados sofreram ferimentos na cabeça e na face, os regulamentos governamentais impediram o fabrico de próteses oculares em vidro. As próteses maxilofaciais tiveram um papel importante na qualidade de vida dos soldados em recuperação, uma vez que estes podiam participar em actividades sociais e sair em público.[20]

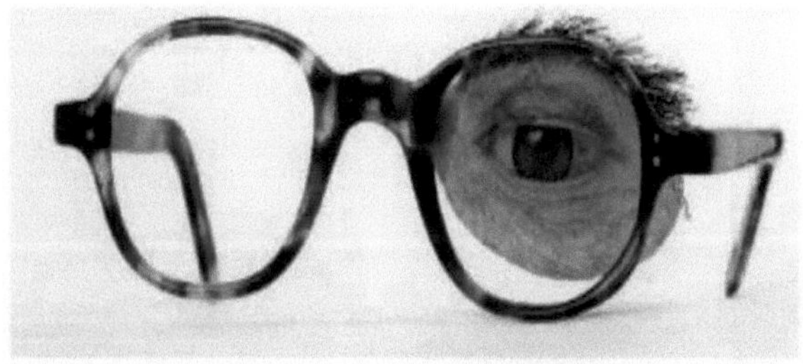

Fig.

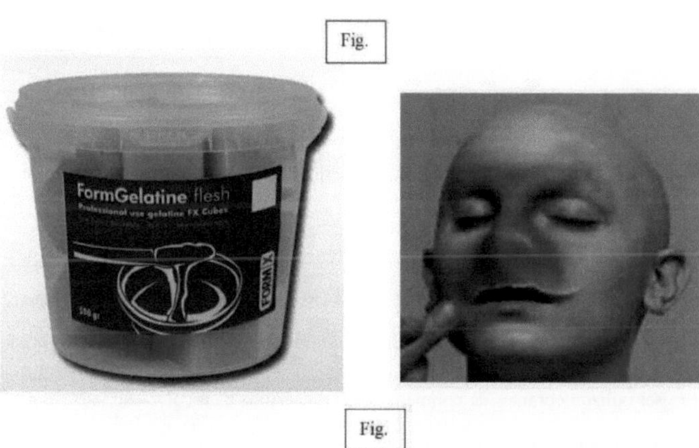

Fig.

1900 A 1940

Upham fabricou uma prótese nasal e auricular em borracha vulcanite. Em 1913, foram introduzidos compostos de gelatina e glicerina para utilização em próteses faciais para imitar a suavidade e flexibilidade da pele humana, mas a sua vida útil era demasiado curta para uma aplicação clínica prática. Durante o mesmo período, Kazanjian utilizou tintas de celuloide para colorir próteses faciais de borracha vulcanizada. Em 1905, Ottofy, Baird e Baker utilizaram borracha vulcanizada preta.[23,24]

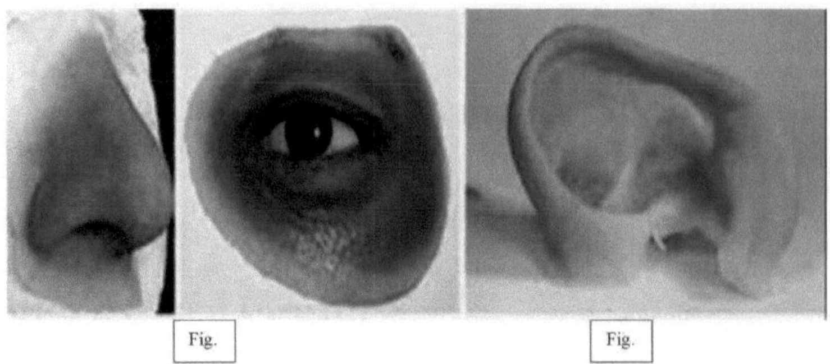

Fig. Fig.

1940 A 1960

Em 1937, a resina acrílica foi introduzida e substituiu a borracha vulcanite. A sua translucidez, coloração e facilidade de processamento eram atractivas, apesar da sua rigidez. Para ultrapassar o problema da rigidez da resina acrílica.

Tylman introduziu a utilização de copolímero de vinil resiliente para próteses faciais. Adolph Brown utilizou corantes certificados pela Food and Drug Administration para colorir próteses faciais.

Braiser utilizou corantes de polímero de resina acrílica para coloração intrínseca e corantes de óleo misturados com monómero de resina acrílica para coloração externa de próteses faciais.

Clarke (1945) introduziu o Latex.[21,42]

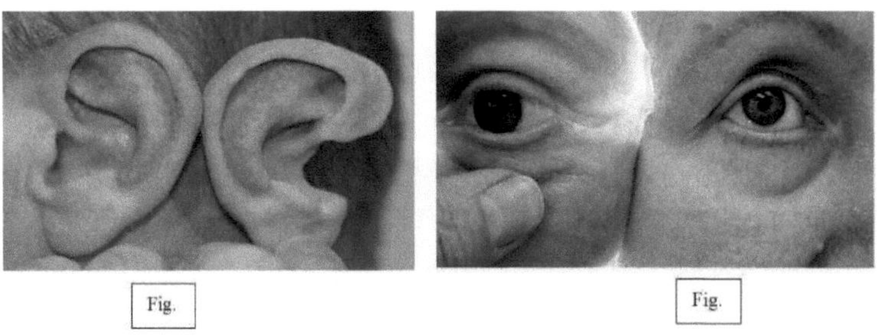

Fig. Fig.

1960 A 1970

Foram introduzidos vários tipos de elastómeros.

Fine descreveu a utilização de flocagem de nylon colorida como um corante importante para a coloração interna e externa de próteses faciais.

Banhart I960 foi a primeira pessoa a utilizar a borracha de silicone para a construção e coloração de próteses faciais. Tashma utilizou pigmentos de terra seca dispersos em pó de polímero de resina acrílica incolor para a coloração intrínseca de próteses faciais de silicone. Durante o mesmo período, Schaaf utilizou tinta a óleo de artista tatuada na superfície das próteses faciais de silicone para simular sardas, vasos sanguíneos e sombras em geral.[16]

1970 A 1990

A Lontz utilizou elastómeros de polissiloxano modificados.

Gonzalez descreveu a utilização de elastómeros de poliuretano. Lewis e Castleberry descreveram a utilização de sifenilenos para próteses faciais.[31]

Turner documentou a utilização de poliuretano isoforónico. Udagama e Drane introduziram a utilização de Silastic Medical Adhesive Silicone Type A para o fabrico de próteses faciais.

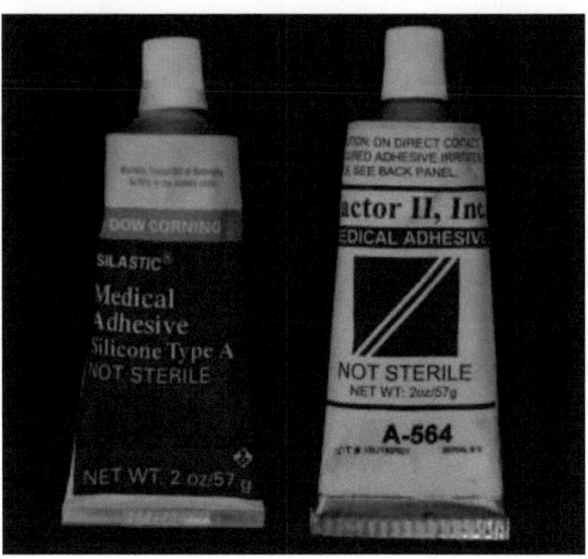
DOW CORNING
SILASTIC®
Medical
Adhesive
Silicone Type A
NOT STERILE
NET WT. 2 oz/57 g
ON DIRECT CONTACT
ADHESIVE
SEE BACK PANEL.
actor II, Inc.
EDICAL ADHESIVE
NOT STERILE
NET WT: 2oz/57g
A-564

Fig.

INTRODUÇÃO AOS MATERIAIS EM PRÓTESE MAXILOFACIAL

Os polímeros e elastómeros são a base da reconstrução protética moderna. "O poli(metacrilato de metilo), o polidimetil-siloxano e os poliéter-uretanos têm sido utilizados e satisfazem a procura de biocompatibilidade, durabilidade, estabilidade da cor e fácil manipulação. Independentemente da abordagem adoptada, devem ser estabelecidos critérios adequados para um material ideal, a fim de orientar o esforço de investigação, pelo que numerosos investigadores reuniram dados de testes físicos, mecânicos, químicos e biológicos de materiais.[1,3,4]

Por conseguinte, foram enumerados vários critérios importantes para um material ideal.[2,6]

De um modo geral, estes critérios dividem-se em duas categorias

1. Caraterísticas de processamento
2. Caraterísticas de desempenho

CARACTERÍSTICAS DE PROCESSAMENTO -

O requisito básico de um material protético é que, ele-

1. Deve permitir um fabrico barato.
2. Deve ser fundível e não sofrer retração.
3. Deve ter um tempo de vida útil adequado.
4. Deve ter uma viscosidade adequada.

CARACTERÍSTICAS DE DESEMPENHO-

- Prontamente disponíveis a um custo razoável, têm um prazo de validade adequado e são facilmente armazenados. -A resistência à tração, o alongamento na rutura, o módulo e a resistência ao rasgamento definem, em conjunto, a resistência da prótese à rutura.[9,3]

Embora sejam desejáveis valores elevados de resistência, tenacidade e resistência ao rasgamento, ou valores baixos de dureza e módulo, os valores mais elevados ou mais baixos destes não são um objetivo, porque um material que possua estas propriedades em extremo seria inaceitável para utilização.[5]

CARACTERÍSTICAS BIOLÓGICAS-

- Não alergénico e não cancerígeno.

- Inerte a solventes e adesivo para a pele.
- Higiénico, pode ser limpo com desinfectantes.
- Adere facilmente aos tecidos vivos.
- Resistir ao crescimento de microorganismos.

OBJECTIVOS DAS PRÓTESES MAXILO-FACIAIS

1. Restauração da estética ou da aparência cosmética do paciente.

A restauração da estética no paciente com defeitos grosseiros da face e da cabeça é um serviço valioso e muitas vezes dramático prestado pelo protésico maxilo-facial.[12,22]

2. Restauração da função.

Os pacientes demonstraram mudanças marcantes na atitude ou personalidade após procedimentos restauradores comparativamente menores, destinados a melhorar a fala, a mastigação, a deglutição ou a aparência.[23,25]

A restauração da estética e/ou da função melhora notavelmente a atitude do paciente e a sua motivação para levar uma vida normal e produtiva.

3. Proteção dos tecidos.

Em algumas situações, o dispositivo protésico pode ser concebido apenas para proteger o tecido adjacente, como no caso do escudo protetor contra radiações ou de vários implantes cranianos ou stents para enxertos de pele.[12]

4. Efeito terapêutico ou curativo.

As próteses maxilo-faciais podem mesmo ser concebidas principalmente como dispositivos terapêuticos ou curativos, tais como os suportes de agulhas de rádio, stent e talas que são utilizados durante a terapia ou no período pós-operatório imediato.[8]

5. Terapia psicológica.

As melhorias na estética e na função não são apenas essenciais para o bem-estar físico do paciente, mas também contribuem para a sua atitude mental. '[1119]

REQUISITOS IDEAIS DOS MATERIAIS MAXILO-FACIAIS

1. **Biocompatibilidade:**

- Deve ser compatível com a pele humana e não deve causar qualquer irritação nos tecidos nem qualquer reação inflamatória. Não deve ser cancerígeno.[17,18]
- Deve ser tão suave como o tecido humano e deve ser compatível com os adesivos da pele.

2. **Flexibilidade:**

- O material maxilo-facial deve ser tão flexível como o tecido humano (deve ter um módulo de elasticidade semelhante).
- Não deve endurecer com a idade e deve.

  ser flexível a temperaturas de 4,4 graus C a 60 graus C.
- A sua flexibilidade deve ser variável sem adição de plastificante. [17]

3. **Cor e translucidez:**

- A cor da prótese deve misturar-se o mais possível com a pele adjacente. Tanto a coloração intrínseca como a extrínseca devem ser possíveis com o material protético.[40]
- O material maxilo-facial deve ser estável e reter a cor e deve ser translúcido. A capacidade de resistir à mudança de cor quando exposto à luz solar durante um período prolongado é uma das caraterísticas de desempenho mais desejáveis de um material protético facial ideal.[18,]

4. **Estabilidade química e ambiental:**

- O material deve ser resistente à abrasão, às intempéries exteriores, aos óleos corporais e aos corantes normalmente utilizados. Deve ser resistente aos microrganismos normalmente encontrados no ambiente orofacial.[18]

5. **Condutividade térmica:**

- Deve ser um mau condutor de calor.[33]

6. **Facilidade de processamento:**

- O material protético deve ser fácil de manipular, moldar e processar. Deve estar facilmente disponível e ser relativamente barato. O processamento da prótese não deve utilizar técnicas e maquinaria complicadas.

- Deverá ser um termoendurecimento.[19,20]

7. **Força:**

- O material protético deve possuir uma boa resistência ao rasgamento e uma resistência à tração adequada. O intervalo desejável sugerido é

  Resistência ao rasgamento -30-100 ppi (libras por polegada)

  Resistência à tração - 1000-2000 psi[20]

8. **Facilidade de duplicação:**

- Deve ser capaz de duplicar facilmente a prótese, a fim de produzir próteses idênticas em duplicado.
- O material deve ter a capacidade de ser facilmente reparado.

9. **Peso:**

- A prótese maxilo-facial deve ser muito leve para ser facilmente mantida em posição e ser confortável para o doente.

10. **Estabilidade dimensional:**

- A prótese deve ser dimensionalmente estável quando processada e após o fabrico.

CRITÉRIOS PARA OS MATERIAIS MAXILO-FACIAIS

Os critérios são classificados em duas categorias:

A) Caraterísticas de processamento-

1. Viscosidade à temperatura ambiente - <75000 cps
2. Cor - incolor
3. Parâmetro de solubilidade (necessário - 9-11 $cal^{1/2}$ gama para corantes convencionais)
4. Duração da panela (tempo de trabalho) -15-60 minutos.
5. Temperatura de cura - <100 graus C
6. Tempo de cura - 1-2 horas.

B) Caraterísticas de desempenho - (propriedades mecânicas e físicas)

1. Resistência ao rasgamento - 30-100 ppi
2. Resistência à tração - 1000-2000 psi
3. Módulo de alongamento a 100% - 50-200 psi
4. Alongamento na rutura - 400% - 800%
5. Temperatura de transição vítrea -< OdegC
6. Temperatura de distorção térmica - > 120 graus C
7. Tensão superficial crítica - 30-45 dynes/cm
8. Coeficiente de fricção - 0,4 - 0,6
9. Dureza - escala 25-35 Shore A
10. Absorção de água - nenhuma

PROPRIEDADES FÍSICAS E MECÂNICAS IDEAIS-

1. Elevada resistência dos bordos, permitindo margens finas
2. Elevado alongamento, resistência à abrasão, rasgamento e resistência à tração
3. A baixa temperatura de transição vítrea confere flexibilidade
4. Baixa gravidade específica, tensão superficial e condutividade térmica
5. Não inflamável
6. Não absorvente
7. Translúcido
8. Leve

CARACTERÍSTICAS IDEAIS DE PROCESSAMENTO-

1. Ajustabilidade
2. Inércia química pós-processamento
3. Estabilidade dimensional durante e após o processamento
4. Longa duração da panela
5. Baixa temperatura de processamento e tempo de processamento curto
6. Vida longa

PROPRIEDADES BIOLÓGICAS IDEAIS-

1. Não tóxico, não alergénico e não cancerígeno
2. Inerte a solventes e adesivos
3. Permeável à libertação de humidade do tecido subjacente
4. Resistência ao crescimento de microorganismos
5. Consistência mantida durante a utilização

CONSIDERAÇÕES SOBRE A SELECÇÃO DE MATERIAIS-

A gama de propriedades mecânicas e o grau de permanência desejado nos materiais constituem um desafio. Um material ideal deve permitir uma moldagem precisa e manter os pormenores finos sem distorção; além disso, deve ser translúcido para permitir a coloração para simular tons de pele pastel. Deve ser durável e resistente às condições climatéricas exteriores.

Deve ser flexível, ou seja, à medida que a musculatura facial subjacente se contrai e relaxa, a prótese deve sofrer movimentos semelhantes. Além disso, deve aderir firmemente e apresentar uma linha fina de contacto marginal.

Os polímeros acrílicos são amplamente utilizados no fabrico de próteses intra-orais e em algumas próteses faciais imediatas selectivas. Os copolímeros macios e flexíveis de polimerização automática são utilizados em procedimentos de reequipamento e revestimento em cadeira.[39,52]

Algumas formulações de silicones de vulcanização à temperatura ambiente (RTV) são difíceis de colorir intrinsecamente, têm uma resistência ao rasgamento reduzida e caraterísticas de processamento pobres. A cura pode ser acelerada num forno de calor seco a 85° - 150° C.

Os silicones de vulcanização a quente/alta temperatura (HTV) apresentam uma maior resistência ao rasgamento. Os moldes de metal ou os moldes de pedra de alta densidade contidos em metal são preferíveis devido à elevada viscosidade e à técnica de moldagem por compressão utilizada. A estabilidade de cor adequada, a coloração intrínseca controlada e a resistência satisfatória dos bordos são algumas das qualidades clinicamente importantes que podem ser obtidas com estes produtos.

CLASSIFICAÇÃO DA PRÓTESE MAXILOFACIAL MATERIAIS

Materiais classificados utilizados para o fabrico de próteses maxilofaciais: a seguir:

Materiais de impressão

1. Hidrocolóide reversível
2. Hidrocolóide irreversível
3. Gesso deParis

Materiais de modelação

1. Argila de modelação (argila de escultor)
2. Gesso
3. Plastolene
4. Ceras

Materiais de fabrico

1. Resinas acrílicas
2. Copolímeros acrílicos (Palamed, Polyderm)
3. Policloreto de vinilo e copolímeros (Realistic, Mediplast, Prototype III)
4. Polietileno clorado
5. Elastómeros de poliuretano (Epithane)
6. Látex
7. Elastómeros de silicone

7.1. Silicones HTV".

7.1.1. Silastic 370, 372, 373, 4-4514,4-4515,

7.1.2. PDM silicone

7.2. Silicones RTV

7.2.1. Silastic 382,399

7.2.2. MDX 4-4210

7.2.3. Silastic 891

7.2.4. Cosmesil

7.3. A-2186

7.4. Silicones espumantes

7.4.1. Silastic 386.

7.4.2. Sifenilenos.

7.5. Novos materiais

7.5.1. Siliconeblockco-Polímeros

7.5.2. Polifosfazonas.

Materiais de reconstrução cirúrgica

1. Implantes aloplásticos.
2. Metais.
3. Tântalo
4. Titânio
5. Aço inoxidável.
6. Metacrilato de metilo autopolimerizável.
7. Polimerização a quente do metacrilato de metilo.
8. Polietileno.
9. Silicone

De acordo com **Beumer:**

1. Novos materiais - Copolímeros de bloco de silicone, polifosfazenos
2. Resinas acrílicas
3. Copolímeros acrílicos
4. Policloreto de vinilo e copolímeros
5. Polietileno clorado
6. Elastómeros de poliuretano
7. Elastómeros de silicone - HTV, RTV, silicones de espuma.

Segundo a **Anusavice:**

A) Látex - um tripolímero de acrilato de butilo, metacrilato de metilo e metilmetacrilamida.

B) Plastisóis de vinilo.

C) Borrachas de silicone.

D) Polímeros de poliuretano

B) MATERIAIS DE IMPRESSÃO

Idealmente, os materiais de impressão devem ser capazes de reproduzir pormenores finos, ser inerentemente fortes, fáceis de manipular, fáceis de obter e comparativamente baratos.

1. HIDROCOLÓIDE REVERSÍVEL-

a) Vantagens-

1. Reproduz pormenores finos - regista os cortes inferiores
2. Fácil de manipular.
3. Fácil de obter.
4. Comparativamente mais caro.
5. Facilmente aplicado no doente na posição vertical, eliminando assim o efeito de alisamento da pele quando a impressão é efectuada com o doente na posição reclinada.[54,58]

b) Desvantagens-

1. Requer um suporte rígido para uma resistência suficiente.
2. Fragilidade em zonas de subcortes finos.
3. Requer quase duas horas de preparação antes de efetuar a impressão.
4. Necessita de um intermediário para se ligar ao material de suporte.

2. HIDROCOLÓIDE IRREVERSÍVEL-

a) Vantagens-

1. Reproduz pormenores finos - regista os cortes inferiores.
2. Fácil de manipular.
3. Fácil de obter.
4. Comparativamente mais caro.

b) Desvantagens

1. Requer suporte para resistência.
2. Fragilidade em zonas de subcortes finos.
3. Coloca-se lentamente no rácio de consistência necessário (1 ½ para 1)
4. Necessita de um muro de contenção para manter o material de impressão na área pretendida.
5. Possibilidade de bolhas, obrigando a refilmagens.

3. GESSO DE PARIS

a) Vantagem

1. Obtenção de detalhes finos
2. Força inerente
3. Fácil de manipular
4. Fácil de obter
5. Baixo custo

b) Desvantagem

1. Não é possível reproduzir cortes inferiores sem fratura.
2. A reação exotérmica de endurecimento do material causa desconforto na membrana mucosa exposta.
3. Necessita de um meio de separação para evitar a aderência da impressão ao modelo.

C) MATERIAIS DE MODELAÇÃO

Os materiais utilizados para a modelação devem ser maleáveis para facilitar a realização de ajustamentos grosseiros aos contornos.

O material deve ter corpo e resistência suficientes para permitir esculpir uma borda de pena e, no entanto, ser capaz de suportar um ligeiro abuso.[51]

Deverá ser possível esculpir uma textura neste material que será transmitida ao molde acabado.

Quanto mais a cor do material se aproximar do tom de pele, menor será a distorção visual.

L ARGILA DE MODELAÇÃO (ARGILA DE ESCULTOR)

Argila à base de água que, quando deixada a secar, se torna numa substância dura, semelhante a uma pedra.

a) Vantagens:

1. A consistência pode ser ajustada adicionando água.
2. Presta-se à escultura grosseira de planos amplos.
3. Tira bem a textura.
4. Pode ser emplumado na extremidade.
5. Barato.
6. Prontamente disponível.

b) Desvantagens:

1. Deve ser mantida sempre húmida. Se secar, tende a rachar e a descamar.
2. Se a modelagem tiver de ser deixada de lado durante algum tempo, o pano utilizado para a manter húmida tende a apagar a textura mais fina que foi incorporada na modelagem.
3. A sua cor é cinzenta e a diferença de cor provoca distorção visual.

2. PLASTRO:

a) Vantagens:

1. Prontamente disponível.
2. Barato.
3. Fácil e rapidamente preparado para utilização.
4. Pode ser modelado ou moldado no seu estado plástico.

b) Desvantagens:

1. Falta de elasticidade.
2. Não pode ser utilizado em cortes inferiores.
3. Tempo de presa relativamente curto.
4. Tem tendência a descamar à superfície.
5. A adição de material para construir o contorno é difícil.

3. PLASTOLENE:

Argila de modelação preparada à base de óleo ou terra de Fuller à base de óleo.

a) Vantagens:

1. Sempre pronto a ser utilizado.
2. Requer relativamente poucos cuidados.
3. É capaz de pegar e manter uma ponta de pena.
4. Facilmente maleável.
5. Tira bem a textura.
6. Resiste bem a pequenos abusos.

b) Desvantagens:

1. A cor não combina com a pele.
2. Um pouco mais caro do que o barro de escultor.
3. A base de óleo pode infiltrar-se no modelo de pedra e afetar o produto acabado.

4. CERAIS:

a) Vantagens:

1. A cor é semelhante ao tom de pele.
2. Prontamente disponível.
3. Custo nominal.
4. Resiste aos maus tratos.
5. Pega e mantém uma ponta de pena.
6. Tira bem a textura.

b) Desvantagens:

1. O modelo deve ser talhado e não esculpido.
2. A base de óleo pode infiltrar-se no modelo de pedra e afetar o produto acabado.
3. Fragilizado quando arrefecido.

C) MATERIAIS DE FABRICO

O material mais comum para o fabrico de próteses intra-orais e extra-orais é de natureza polimérica, o que inclui:

RESINA ACRÍLICA

É utilizado sobretudo nos casos em que há pouco movimento do leito tecidular durante a função.

Pó : Polimetacrilato de metilo

Líquido : Metacrilato de metilo

Cores utilizadas:

Extrínseca - Tinta de base acrílica utilizada em solvente monómero ou clorofórmio.

Intrínseca - A polimerização a quente é preferida em comparação com a autopolimerização porque o monómero residual, a cor é estável e não contém aminas terciárias.[62,81]

Vantagens:

- Duradouro
- Cor estável
- Bom prazo de validade
- Cosmética
- Pode ser revestido ou reparado

Desvantagens:

- Rigidez
- A duplicação da prótese não é possível, devido à destruição do molde durante o processamento
- Estética de margem deficiente
- Sorção de água - aumento de peso de 0,5% após uma semana.

Toxicologia do PMMA:

- O contacto das membranas mucosas com os pós de polímero pode provocar reacções alérgicas e irritantes.
- O monómero líquido é um solvente potente, altamente volátil e inflamável. Devido à libertação de monómero residual, podem ocorrer reacções cutâneas graves,
- Os vapores do monómero podem irritar o trato respiratório e provocar asma.

- Os vapores são também potencialmente nocivos para o fígado e podem causar reacções com lentes de contacto macias.

COPOLÍMEROS ACRÍLICOS

(palamed, polyderm)

É utilizado sobretudo nos casos em que há pouco movimento do leito tecidular durante a função.

Pó : Polimetacrilato de metilo

Líquido : Metacrilato de metilo

Cores utilizadas:

Extrínseca - Tinta de base acrílica utilizada em solvente monómero ou clorofórmio.
Intrínseco

A polimerização a quente é preferida em comparação com a autopolimerização porque o monómero residual, a cor é estável e não contém aminas terciárias.[74]

Vantagens:

- Duradouro
- Cor estável
- Cosmética
- Pode ser revestido ou reparado

Desvantagens:

- Rigidez
- Fraca resistência dos bordos
- Degradação quando exposto ao sol
- O processamento da coloração é difícil
- A duplicação da prótese não é possível, devido à destruição do molde durante o processamento
- Sorção de água - aumento de peso de 0,5% após uma semana.

POLÍMEROS E COPOLÍMEROS DE VINILO

(Realista, mediplast, proteótipo III)

Em tempos, os polímeros de vinil e os polímeros co foram popularmente e amplamente utilizados para a restauração facial.

Consiste numa combinação de cloreto de polivinilo + plastificante (uma resina transparente à mão, insípida e inodora).

Vantagens:

- Flexível
- Adaptável à coloração intrínseca e extrínseca.
- Aparência inicial aceitável.

Desvantagens:

- Migração e perda de plastificante resultando em descoloração.
- Os bordos rasgam-se facilmente.
- Estes compostos podem ser manchados facilmente mas degradam-se quando expostos aos raios UV. Luz.
- Absorve as secreções sebáceas, comprometendo as propriedades físicas.
- Requerem moldes metálicos para a cura a alta temperatura.

POLIETILENO CLORADO:

- Lewis e Castleberry relataram que o teste deste material é semelhante ao cloreto de polivinilo, tanto na composição química como nas propriedades físicas.
- O processo de transformação envolve a cura a quente de folhas pigmentadas em moldes metálicos.

ELASTÓMEROS DE POLIURETANO :

(Epithane)

- Os elastómeros de poliuretano têm várias utilizações comerciais. Epithane-3 - restaurações fasciais.
- Podem ser sintetizados com uma vasta gama de propriedades físicas.
- São originários de 2 reactores principais.

  Na presença de um catalisador, o polímero que termina com um isocianato é combinado com um que termina com um grupo hidroxilo. A quantidade variável de isocianatos altera as propriedades físicas dos produtos finais.

Vantagens:

- Podem ser tornados elásticos sem comprometer a sua resistência.
- Podem ser coloridos de forma extrínseca e intrínseca.
- Podem ser obtidos resultados cosméticos superiores, ultrapassando os outros materiais atualmente disponíveis.

Desvantagens:

- Difícil de processar de forma consistente
- O isocianato é sensível à humidade
- A contaminação da água é difícil de controlar
- Não é estável em termos de cor
- Fraca compatibilidade deste material com sistemas adesivos.

LATEX

a) **O látex natural** é um dos materiais mais antigos utilizados na arte da prótese maxilo-facial.

Vantagens:

1. Material económico.
2. Fácil de manipular.
3. Sensação de vida.

Desvantagens:

1. O material acabado é fraco.
2. Degenera rapidamente com a idade.
3. Vira cor.
4. Não é satisfatório, exceto durante um curto período de tempo.

b) **Látex sintético,** um terpolímero de acrilato de butilo, metacrilato de metilo e metacrilamida. Este material é utilizado mergulhando no látex um molde de gesso idêntico à prótese acabada. O molde com uma camada de borracha de látex é coberto com uma camada de Plastogum (gesso e amido de milho) para evitar que o látex se deforme à medida que se torna sólido. O látex encolhe consideravelmente à medida que solidifica devido aos grandes volumes de água que se evaporam da mistura.

Quando o látex está totalmente curado, o molde principal e a camada de retenção são colocados em água a ferver, o que desintegra o Plastogum, permitindo a recuperação da moldagem em látex. O produto acabado tem apenas alguns milímetros de espessura e não possui força suficiente para se suportar a si próprio. Um molde de espuma de borracha de silicone (SIlastic S-5370) é então feito num molde de gesso duplicado para produzir um andaime para a pele de látex.[74,75]

c) **A espuma de borracha de silicone** raramente é utilizada como o único material ou como material de base para um material maxilo-facial. É o mais consistente (poros pequenos de tamanho uniforme) e é fácil de manipular. A sua rigidez, resistência e gravidade específica podem ser alteradas misturando Silastic 382 com ela antes da adição do agente espumante. O agente espumante para este material liberta gás hidrogénio e não deve ser utilizado em locais onde possa inflamar-se.

O produto acabado pode ser autoclavado ou esterilizado num esterilizador de calor seco, uma vez que as borrachas de silicone podem suportar temperaturas superiores a 500 °C.

O material tem uma cor bronzeada clara, o que limita a sua utilização como substituto da carne, exceto se for coberto com outro material. É um material adequado para utilização sob próteses cutâneas de látex.[73]

A cor da pele é feita pintando o material do lado de baixo com tintas à base de vinil.

Vantagens:

1. Leve.
2. Estética.
3. Flexível.

Desvantagens:

1. Técnica complexa.
2. Técnica que consome muito tempo.
3. Vida relativamente curta das próteses.

Produtos comerciais - SILASTIC 502

ELASTÓMEROS DE SILICONE

Os elastómeros de silicone foram utilizados pela primeira vez para a prótese externa por Barnhart em 1960. Os silicones são uma combinação de compostos orgânicos e inorgânicos.

CLASSIFICAÇÃO

1. Dependendo do facto de o processo de vulcanização utilizar ou não calor, os silicones estão disponíveis como:
   - Vulcanizado a quente (HTV)
   - Vulcanizado à temperatura ambiente (RTV)
2. Em função das suas aplicações, os silicones são classificados em quatro classes:

- Classe I: Grau de implante, que exige que o material seja submetido a testes exaustivos e que cumpra os requisitos da "administração de alimentos e medicamentos". Estes materiais são utilizados em implantes mamários.
- Classe II: Grau médico, que é aprovado para utilização externa. Este material é utilizado para o fabrico de próteses maxilofaciais. Alguns estudos testaram a citotoxicidade deste material; no entanto, nenhum relatou quaisquer efeitos secundários negativos.

- Classe III: Grau limpo, este material é aplicado para utilização em embalagens de cobertura e embalagem de alimentos.
- Classe IV: Grau industrial, normalmente utilizado para aplicações industriais.

Os silicones são constituídos por cadeias alternadas de sódio e oxigénio que podem ser modificadas através da ligação de vários grupos orgânicos laterais aos átomos de silício ou através da ligação cruzada das cadeias moleculares.

Os silicones têm uma gama de propriedades que vão desde os plásticos rígidos, passando pelos elastómeros, até aos fluidos. Apresentam boas propriedades físicas numa gama de temperaturas.[41,52]

O silicone pode ser curado à temperatura ambiente ou ao calor.

O silício é uma combinação de compostos orgânicos e inorgânicos.

Silício + cloreto de metilo -> Dimetil dicloro siloxano + H_2O *->· forma polímero.*

Os silicones são classificados em 4 grupos de acordo com as suas aplicações:

Classe I :- Grau de implante, que exige que o material seja submetido a testes exaustivos e cumpra os requisitos da FDA.

Classe II: - Grau médico, aprovado para utilização externa. Este material é utilizado para o fabrico de próteses maxilofaciais.

Categoria III :- Grau limpo

Classe IV :- Classe industrial normalmente utilizada para aplicações industriais.

Silicones HTV :-
Silastic 370, 372, 373, 4-4514, 4-4515.

- O silicone HTV é normalmente um material branco, opaco, viscoso, de consistência semelhante a uma massa.
- l-componenteou2-componenteputador.
- O catalisador / agente de vulcanização do HTV é o peróxido de diclorobenzilo / sal de platina.
- São adicionadas várias quantidades de cargas em função do grau de dureza, resistência e alongamento.
- Sílica - Enchimento ÷ Tamanho 30 μ
- Copolimerização da sílica com uma pequena quantidade de radícula de metil, vinil ou

metilfenil siloxano, podendo ser adicionado polidimetil siloxano para reduzir a rigidez e a dureza da prótese.

Vários tipos de silicones HTV:

- Silastic S-6508, 382 e 399 (Michigan).
- O Silastic S-6508 em estado bruto é semelhante à argila de modelagem pegajosa. Deve ser vulconizado a 26O° F e formado em moldes de pressão.
- O Silastic 382 é um líquido branco opaco com uma viscosidade semelhante à de um mel espesso.
- Silástico 399 assemelha-se a vaselina branca no seu estado bruto. Facilmente espatulado, mas não fluido.
- Silastic 382, mais duro e não fluido, mas mais fácil de manusear.[42]

Vantagens:

- Excelente estabilidade térmica
- Cor estável
- Biologicamente inerte

Desvantagens:

- Elasticidade insuficiente na função
- Baixa resistência dos bordos
- Opacidade, aparência sem vida

PDM SILOXANO

O siloxano PDM (silicone HTV) tem propriedades físicas e mecânicas melhoradas. As desvantagens do material são a opacidade, a dificuldade de coloração intrínseca, a elevada dureza superficial da superfície, a dificuldade de processamento e a não aceitação imediata da coloração extrínseca.[41]

Silicones R.T.V:
-Silastic 382, 399-

-Inclui um material de enchimento - partículas de terra de diatomáceas

- A octato estanoso - catalisador
- Orto-alquil silicato - agente de reticulação
- Polimerização - silício de condensação
- Estão disponíveis como soluções transparentes que permitem o fabrico de próteses translúcidas
- O silicone RTV é misturado com um pigmento de terra adequado, para produzir a cor de pele básica do doente.

Procedimento:

Material em estado fluido

↓

Moldes - curar durante 30 min

↓

Clorofórmio (limpeza)

↓

Não curado + xileno = consistência desejada

↓

A superfície é pintada com pincéis artísticos e deixada a repousar durante a noite

↓

O catalisador é aplicado suavemente com um pincel (é feita a aplicação de uma mancha noutras caraterísticas da pele).

↓

A superfície brilhante é esbatida com pedra-pomes utilizando uma ligeira pressão dos dedos

↓

A prótese é colocada com um adesivo de qualidade médica

↓

O efeito cosmético pode ser obtido pelo doente com cremes de maquilhagem disponíveis no mercado Quellete descreveu recentemente uma nova técnica de coloração por pulverização de elastómeros de silicone.[71]

Vantagens:

- São estáveis em termos de cor
- Biologicamente inerte

- Mais fácil de processar
- Conservam as propriedades físicas e químicas a uma vasta gama de temperaturas
- Podem ser utilizados moldes de pedra.

Desvantagens:

- Fraca resistência dos bordos
- O aspeto cosmético do material é inferior ao dos poliuretanos, resinas acrílicas e cloreto de polivinilo.
- Caro

Materiais mais recentes disponíveis no mercado:

Recentemente, foram fabricados novos materiais que representam uma variedade de classes de polímeros com caraterísticas únicas:

- Copolímero de resina acrílica (Palamed - Kulzer)
- Polímeros vinílicos e co-polímeros (Realista - serviços de próteses)
- Elastómeros de poliuretano - (Epithane - 3 Daro Products)
- Elastómeros de silicone - R.T.V. e HTV (MD x 4-4210)
- Silastic 372, 373, Dow coming Mich A-2186
- Fator Zinc ariz, Cosmosil - principalmente, Reino Unido).

Materiais do 3rd Milénio:

Remerdale E.H. afirmou que se espera que os materiais do 3rd milénio sejam translúcidos e tenham capacidade de pigmentação para se adaptarem a qualquer cor de pele. Devem ter,

- aumento do alongamento
- maior resistência ao rasgamento
- facilmente moldável, consistência semelhante a argila
- curado com luz.
- Não aceitam facilmente a coloração extrínseca
- Alta temperatura - não são necessários moldes metálicos

MDX 4-4210:

- Este elastómero de silicone de qualidade médica é muito popular entre os médicos.
- Moore referiu que apresenta melhores qualidades relativamente à coloração e à resistência dos bordos.

- A reação de polimerização é uma reação de adição sem subprodutos de reação.[81]
- O material curado demonstrou uma resistência à tração adequada.

SILASTIC 891:

Também designado por Silastic Medical Adhesive Silicone Type A. Udagama & Drane relataram pela primeira vez a sua utilização. Trata-se de uma pasta translúcida, não fluida, que polimeriza à temperatura ambiente em contacto com a humidade do ar. Os moldes metálicos não são utilizados porque a sua superfície pode reagir com o ácido acético, que é libertado como um subproduto da polimerização.[81,92]

COSMESIL:

Alta flexibilidade com elevada resistência ao rasgamento contém elastómero de silicone RTV de condensação.

A nova versão SM4 é muito flexível e tem uma resistência ao rasgamento muito elevada.

- É um silicone RTV que apresenta um elevado grau de resistência ao rasgamento.
- Dois sistemas de cura

a) Núcleo de platina:

- Utiliza silicone terminado em vinil e um catalisador de platina
- Reação de adição, pelo que não há subprodutos. Por conseguinte, não há contração.
- Tempo de trabalho Ihr e cura a 100 graus para Ihr

b) Cura da lata:

- Utiliza fluidos de silicone terminados em hidroxi e um catalisador de estanho
- Reação de condensação, pelo que se forma um subproduto
- Tempo de trabalho Ihr e cura em 24 horas à temperatura ambiente.

A-2186 (FACTOR II)

Um material recentemente desenvolvido mostrou inicialmente propriedades físicas e mecânicas melhoradas.

Não mantém as suas propriedades melhoradas quando sujeito a variáveis ambientais.

SILICONES ESPUMANTES

SILASTIC 386

Uma forma de silicone RTV. As bolhas de gás dentro do silicone de vulcanização. Depois de o silicone ser processado, o gás acaba por ser libertado, deixando o material esponjoso.

Vantagens:

- A formação de bolhas no interior da massa pode fazer com que o volume aumente até 7 vezes.
- O objetivo da forma de silicone é reduzir o peso da prótese.

Desvantagens:

- O material de espuma tem uma resistência reduzida e é suscetível de se rasgar.
- Este revestimento aumenta a resistência, mas em detrimento de uma maior rigidez.

SIFENILENOS

Silicone e polímero de carbono.

Kit de três componentes-

- Elastómero de base
- Tetrapropoxisilano (agente de reticulação)
- Organotina (catalisador)

Muitas propriedades desejáveis, incluindo a biocompatibilidade e a resistência à degradação por exposição à luz ultra-violeta e ao calor.[38]

Apresentam uma maior resistência dos bordos e estabilidade da cor do que os polidimetilsiloxanos mais convencionais.

NOVOS MATERIAIS

COPOLÍMEROS DE SILICONE EM BLOCO

- É introduzido para melhorar alguns dos pontos fracos dos elastómeros de silicone, como a diminuição da resistência ao rasgamento, o baixo alongamento percentual e o apoio ao crescimento bacteriano.[4,19]
- Incorpora polimetacrilato de metilo em blocos de siloxano.

POLIFOSFAZENOS

O fluro-elastómero foi desenvolvido para ser utilizado como revestimento resiliente de próteses dentárias (NOVUS™, Hygienic Corp.) e tem potencial para ser utilizado como material protético maxilofacial

D) MATERIAIS DE RECONSTRUÇÃO CIRÚRGICA

1) IMPLANTES CRANIANOS:

Os defeitos cranianos resultam de trauma ou doença e os numerosos procedimentos de reparação foram descritos e defendidos no final do século XIX.[22] Após a Segunda Guerra Mundial, os dentistas envolveram-se no fabrico e colocação de implantes aloplásticos, particularmente para grandes defeitos cranianos. Existem atualmente numerosos métodos de cranioplastia. No entanto, dois métodos básicos evoluíram:

a) Reconstrução de Ostéoplastia

b) Restauração com implantes aloplásticos.

2) IMPLANTES ALOPLÁSTICOS:

METAIS:

Têm sido utilizados vários metais e ligas para a restauração de defeitos cranianos. Idealmente, o metal deve ser leve, suficientemente forte para resistir ao trauma e inerte

TÂNTALO:

- O material mais utilizado é o tântalo.
- O tântalo é inerte e maleável. Está disponível em folhas perfuradas de 0,015 polegadas, que podem ser moldadas de acordo com o contorno desejado e cortadas na dimensão apropriada.
- Para pequenos defeitos, Matson (1969) descreveu a moldagem da folha de tântalo com um martelo de esferográfica e um azul de madeira ou através da utilização de matrizes metálicas de ferro fundido.
- Para defeitos maiores, a folha de tântalo é colocada entre as metades positiva e negativa do molde preparado a partir da impressão do defeito. A folha é moldada e aparada, permitindo um rebordo de 3 mm para além do bordo do defeito, que é utilizado para fixar o implante ao

crânio.

TITÂNIO:

- Recentemente, tem sido utilizado no fabrico de próteses cranianas. Este metal é forte e leve e pode ser estampado num sistema de matriz contra matriz.

- Disponível em folhas de 0,61 mm, endurecida por deformação e que se torna mais forte com a manipulação.

- Depois de a prótese metálica ser moldada, aparada e polida, a aceitação do implante pelos tecidos pode ser melhorada através da anodização numa solução de 80% de ácido fosfórico, 10% de ácido sulfúrico e 10% de água.

AÇO INOXIDÁVEL

A maioria dos produtos de aço inoxidável não são materiais de implante aceites, devido à incompatibilidade dos tecidos. No entanto, o aço inoxidável 316-austenite tem sido utilizado com sucesso para restaurar defeitos cranianos. As suas propriedades são semelhantes às do tântalo em termos de tolerância dos tecidos e maleabilidade, mas é muito menos dispendioso.

Scott et al (1962) registaram uma elevada taxa de insucesso que exigia a remoção dos implantes.

São amplamente aceites vários outros metais utilizados na cranioplastia.

O Vitalium é utilizado com êxito para implantação noutros locais que não os defeitos cranianos, devido à dificuldade de manipulação durante a cirurgia.

O ticonium é muito leve e demasiado macio para proporcionar uma proteção adequada contra traumatismos.

Vantagens:

a) A maleabilidade permite ao médico moldar o metal em qualquer configuração.

b) O tempo de separação é reduzido em comparação com os materiais autógenos utilizados na cranioplastia.

c) Prontamente disponível.

Desvantagens:

a) Elevada condutividade térmica que pode precipitar dores de cabeça e sintomas nevrálgicos.

b) O tântalo é radiopaco, o que impede a interpretação radiográfica.

c) Deformação devido à suavidade

POLIMERIZAÇÃO A QUENTE DO METACRILATO DE METILO:

a) Apresenta propriedades favoráveis da resina acrílica autopolimerizável quando fabricada de forma adequada. Requer o fabrico pré-cirúrgico do implante.[56]

Vantagens:

b) Forte

c) Radiolucente

d) Boa reprodução dos contornos.

e) Biocompatível

Desvantagens:

a) Demora

b) Dificuldade de processamento.

METACRILATO DE METILO AUTOPOLIMERIZÁVEL:

Desde a Segunda Guerra Mundial, a utilização de resina acrílica autopolimerizável tornou-se cada vez mais popular entre os neurocirurgiões devido à compatibilidade dos tecidos e à facilidade de manipulação durante a cirurgia. Em pequenos defeitos cranianos, o material é misturado e colocado no defeito. O calor da polimerização pode ser controlado com irrigação salina ou algodão húmido.[54] Em defeitos grandes, o material é misturado e colocado no defeito. Quando o material começa a endurecer e a produzir calor, é retirado do local até a polimerização estar concluída. O material polimerizado é aparado, alisado e esterilizado antes de ser colocado no defeito.

Vantagens:

a) Forte

b) Radiolucente

c) Prontamente disponível

d) Fraca condutividade térmica e eléctrica.

e) As complicações são menores quando comparadas com os metais.

Desvantagens:

a) Infeção devido ao calor de polimerização.

b) Reacções locais nos tecidos devido à presença de monómero livre.

c) Dificuldade de contorno.

POLIETILENO:

O polietileno é um hidrocarboneto alifático de cadeia linear. Tem sido utilizado frequentemente em cranioplastia e possui uma série de propriedades desejáveis.

Vantagens:

a) É inerte e compatível com os tecidos.

b) Apresenta uma elevada resistência à tração.

c) É leve e flexível.

d) Baixa condutividade térmica e eléctrica.

e) Elevada resistência à fratura.

f) Moldado em qualquer forma.

SILICONE:

O silicone é ocasionalmente utilizado para restaurar os defeitos cranianos.

É compatível com os tecidos, mas a sua flexibilidade pode comprometer a proteção em grandes defeitos. O silicone implantável de qualidade médica está disponível em 3 formas:

1. Blocos que podem ser esculpidos com a forma desejada.
2. Forma de vulcanização por calor.
3. Forma de vulcanização à temperatura ambiente.

O silicone tem sido mais frequentemente utilizado em defeitos do seio frontal, malares e do queixo, em que o objetivo principal é o contorno e não a proteção.

Shaw e Thering referiram que a incorporação de uma malha de aço inoxidável no implante pode aumentar a proteção.

IMPLANTES FACIAIS:

O objetivo dos implantes faciais é melhorar a aparência; por conseguinte, os requisitos de um material variam consoante o local e a natureza do defeito.[112,113]

Os aumentos com materiais autógenos, como gordura, cartilagem ou osso, estão sujeitos a cicatrizes e reabsorção. Além disso, é necessário um segundo local de cirurgia para fornecer o material de enxerto e, quando é utilizado osso, o contorno pode ser difícil e demorado.

OUTROS MATERIAIS

ADESIVOS: -

Têm sido utilizados vários sistemas adesivos para manter a prótese facial em posição.

São classificados como - Acc. Dispensados

a) Pastas
b) Líquidos
c) Emulsões
d) Spray-ons
e) Fita dupla face - mais utilizada (41%) entre os pacientes portadores de prótese facial devido à facilidade de manipulação.

Agente reticulante - metil triacetoxisiloxano

Uma alternativa para reduzir a dependência de adesivos médicos para a pele é a utilização de implantes osteointegrados para reter a prótese facial.

RETENÇÃO E RESPECTIVO MATERIAL

O sucesso de uma restauração protética de qualquer parte do corpo depende da disponibilidade de um método para fixar o substituto artificial de forma segura no seu devido lugar, sem desconforto e irritação para os tecidos com os quais entra em contacto. Em alguns casos, o problema da retenção pode ser facilmente gerido quando o dispositivo protético, em virtude da sua localização anatómica, pode ser rodeado ou encaixado numa parte da estrutura normal adjacente à prótese. Um exemplo de tal relação anatómica protética são as pálpebras e um olho artificial. No entanto, as próteses faciais, como o nariz ou uma prótese auricular, não têm essa vantagem. A retenção da maioria das próteses faciais torna-se, por conseguinte, uma das considerações vitais para se obter êxito. Métodos de retenção utilizados para as próteses faciais.[86,98]

1. Retenção anatómica - através da utilização de rebaixos/concavidades de tecido
2. Retenção química - com adesivos
3. Retenção mecânica - por dispositivos externos, como óculos, fitas para a cabeça ou correias, grampos, botões de pressão, ímanes
4. Retenção cirúrgica - com implantes, que são os mais utilizados.

A. RETENÇÃO ANATÓMICA

PRÓTESES NASAIS

A remoção parcial ou total do tecido nasal pode criar uma variedade de possibilidades anatómicas de retenção devido aos espaços subdefeitos proporcionados pela cavidade nasal e pelo seio maxilar. A remoção parcial do nariz pode ser tratada com uma prótese do tipo "patch", utilizando projecções suaves nos rebaixos para retenção.[92] Este tipo de prótese pode ser eficaz se o tecido circundante estiver orientado na linha média e bem apoiado, mas pode exigir algum suporte interno se as margens forem pendentes.

A excisão total do nariz pode oferecer menos oportunidades de retenção de tecido se os seios maxilares não forem expostos. A extensão interna pode ser demasiado cónica para proporcionar retenção, mas pode proporcionar apoio contra as forças descendentes da gravidade ou o peso das armações dos óculos. Ocasionalmente, os rebaixos de tecido externos adequados permitirão que a prótese seja retida sem adesivos. Se os seios maxilares estiverem abertos, proporcionam um grande espaço para retenção. A extensão para este espaço pode ser adequada para manter as margens inferiores da prótese contra o tecido. Uma extensão suave no rebaixo superior pode ancorar a área da ponte da prótese, ou as armações dos óculos podem ser ajustadas para servir o mesmo objetivo.

PRÓTESE AURICULAR

A remoção parcial da orelha ou a reconstrução parcial pode deixar tecido que pode ser adequado para o suporte de uma prótese. O tecido remanescente deve ter rigidez cartilaginosa suficiente para suportar o peso da prótese e permanecer estável durante a moldagem. Ao envolver várias convoluções do tecido remanescente, pode ser feita uma prótese que será retida com algum grau de segurança. No entanto, essa prótese pode ser um compromisso e podem ser necessários adesivos para complementar a retenção anatómica. O canal auditivo externo aberto pode ser utilizado para a retenção e localização de próteses auriculares totais em doentes devidamente selecionados.[93,107]

Esta área de retenção, quando usada com uma peça de têmpora de óculos tensionada medialmente sobre a margem superior, pode reduzir ou eliminar a necessidade de adesivos na retenção da prótese auricular. Embora a extensão da prótese possa diminuir a audição no lado afetado, este procedimento pode reduzir o problema da deslocação constante da pele e a falha da ligação adesiva associada na margem anterior da prótese.

B. <u>RETENÇÃO QUÍMICA</u>

ADHESIVES

De acordo com a GPT-9, o adesivo protético maxilofacial é definido como "um material utilizado para aderir próteses maxilofaciais externas à pele e estruturas associadas em torno da periferia de um defeito anatómico externo". Estão disponíveis vários tipos de adesivos para tecidos cutâneos. A seleção de um adesivo adequado envolve a consideração dos materiais protéticos utilizados na construção da prótese. Os vários tipos de adesivos para tecidos cutâneos para próteses faciais normalmente disponíveis no mercado são os adesivos de resina acrílica, os adesivos de silicone, as fitas adesivas sensíveis à pressão, os adesivos líquidos à base de borracha e a combinação de adesivos.[94]

ADESIVOS DE RESINA CRILICA

Os adesivos de resina acrílica consistem em resina acrílica dispersa num solvente aquoso que, quando evaporado, deixa uma substância semelhante à borracha. As dispersões de resinas e borrachas sintéticas foram recentemente designadas por adesivos de látex.[45] Para além das dispersões de resina acrílica, são também incorporados nestes produtos adesivos compostos de água, tais como borracha recuperada, borracha sintética, acetato de vinilo, cloreto de vinilo e estireno. Para que estas colas sejam bem sucedidas, uma superfície deve ser permeável à água para secar a dispersão e desenvolver a ligação.

ADESIVO DE SILICONE

Os adesivos de silicone são uma forma de silicones de vulcanização à temperatura ambiente (RTV), normalmente dissolvidos num solvente. Uma vez aplicado o adesivo, o solvente evapora-se e obtém-se um adesivo pegajoso, que pode ser ligado por contacto a outra superfície, como a pele. Estes adesivos desenvolvem uma boa resistência à humidade e às intempéries, com baixa sorção de água. Podem resistir aos efeitos da luz solar, do ozono, dos óleos, dos produtos químicos e da biodeterioração. A desvantagem deste material é a sua fraca força adesiva. Outro problema com estes adesivos é que o doente muitas vezes não os utiliza corretamente, permitindo uma acumulação espessa de adesivo na prótese, o que pode ser prejudicial.[38]

FITAS SENSÍVEIS À PRESSÃO

As fitas adesivas sensíveis à pressão utilizadas na retenção de próteses faciais são aplicadas por pressão dos dedos na ausência de calor ou solventes. Estas fitas são constituídas por uma tira de suporte composta por tecido, papel, película, folha de alumínio ou uma tira laminada revestida com um adesivo sensível à pressão. O adesivo é geralmente um elastómero do tipo borracha combinado com um componente de resina líquida ou sólida, um plastificante, cargas e antioxidantes. A fita dupla face tem adesivo em ambas as superfícies. Imediatamente após a remoção da embalagem, a fita é aplicada nas próteses e depois na pele, uma vez que não requer qualquer preparação adicional. No entanto, a fita bi-adesiva não adere bem ao elastómero de silicone. Além disso, pode ser difícil de manipular, uma vez que é pegajosa em ambos os lados. Este facto deve ser tido em consideração quando se prescreve um adesivo para doentes com pouca destreza manual." Também deve ser notado que a contaminação de qualquer uma das superfícies da fita reduz a sua capacidade de adesão e torna-a quase inútil. A ligação da fita Bi face à pele é mais fraca do que a do adesivo de resina acrílica. A fita Bi face pode ser utilizada em materiais com pouca flexibilidade e em doentes cujos defeitos demonstram pouco ou nenhum movimento.

SISTEMA LÍQUIDO À BASE DE BORRACHA

A borracha existe na natureza sob a forma de látex, que é obtido através do corte da casca da seringueira. O látex assim obtido é facilmente solúvel num solvente orgânico, como o benzeno ou a éter de petróleo, formando um adesivo de borracha natural. Esta mistura gelifica rapidamente devido à oxidação atmosférica. A vulcanização subsequente com enxofre converte a borracha pegajosa num estado endurecido. A dissolução da borracha recuperada em nafta forma um cimento de borracha com excelentes qualidades adesivas. Estes adesivos de borracha natural são conhecidos pela sua aderência a seco ou pela sua capacidade de colar duas superfícies frescas e não pegajosas. A aderência pode ser definida como a tensão necessária para quebrar as ligações entre duas superfícies em contacto durante um curto período de tempo. Esta propriedade de aderência seca torna os adesivos de borracha natural úteis para adesivos de contacto ou adesivos sensíveis à pressão.

Tem sido utilizado, nalguns casos, como adesivo para próteses faciais. É composto por borracha natural, óxido de zinco, óxido de titânio, agente de aderência e N-hexano, um solvente. Este adesivo apresenta-se como uma pasta branca aquosa e começa a endurecer imediatamente após a extrusão do tubo, demorando cerca de 3 minutos a endurecer completamente. O material é opaco e não muda de cor durante o endurecimento. Devido à sua opacidade, pode ser visto através das margens finas das próteses, afectando assim a aparência das próteses. A aplicação do adesivo para obter uma camada fina e uniforme requer prática, porque a camada superficial tende a endurecer rapidamente, formando uma espuma que dificulta o revestimento uniforme da superfície das próteses. O adesivo pode ser facilmente removido da pele e de todos os materiais protéticos, exceto o poliuretano.[65,84] Este grupo de adesivos é o menos desejável dos adesivos para utilização em próteses faciais. Podem ser utilizados em várias circunstâncias clínicas raras para servir uma prótese feita de resina acrílica.

C. RETENÇÃO MECÂNICA

A retenção mecânica de próteses faciais é o método de retenção mais antigo registado no domínio das próteses faciais. Ambrose Pare relatou a retenção de um nariz artificial na face por meio de cordas. Pare também relatou a retenção de uma orelha artificial e de uma prótese orbital através de uma faixa de metal ou de couro usada à volta da cabeça. Os actuais meios mecânicos de retenção de próteses faciais incluem

- Óculos
- Botões acrílicos
- Ímanes
- Clipes de retenção

1. ÓCULOS

Os óculos podem ser utilizados para reter próteses nasais e orbitais. Em raras circunstâncias, podem ser utilizados para reter uma prótese auricular. Neste caso, o arco da armação dos óculos deve ser suficientemente rígido para reter a prótese auricular contra a cabeça. Além disso, deve haver espaço suficiente na fenda da hélice para receber a parte curva do arco. Os óculos podem ser utilizados eficazmente para reter as próteses nasais quando não estão disponíveis outros meios. Os óculos selecionados devem ter uma armação moderadamente grossa. Uma armação fina tende a chamar a atenção para a prótese. É vantajoso que a armação dos óculos seja feita de resina acrílica, o que permitirá uma ligação química, através de resina auto-polimerizante, entre os óculos e alguns dos tipos de materiais faciais atualmente disponíveis. Os materiais faciais de resina de silicone requerem considerações especiais aquando da colagem do material protético facial às armações de resina acrílica.[88,89]

A armação dos óculos deve ser de cor opaca e não translúcida para evitar que as marcas de retenção se tornem visíveis. A fixação de uma prótese nasal em armações de óculos como uma fixação permanente deve ser evitada, uma vez que a remoção dos óculos por necessidade provoca a remoção da prótese, o que pode ser muito embaraçoso

2. BOTÕES DE ACRÍLICO

As próteses faciais retidas por botões acrílicos têm normalmente uma subestrutura acrílica que se encaixa no defeito e uma ou mais projecções acrílicas em forma de cogumelo (botões) fixadas à subestrutura.[58]

A prótese final é fabricada de modo a encaixar-se sobre os botões em forma de cogumelo para retenção. Este desenho para retenção pode ser utilizado com sucesso em defeitos que requerem mais do que uma via de inserção para reter a prótese. Neste caso, o doente inseriria a subestrutura acrílica numa via de inserção; a prótese final seria depois fixada à subestrutura seguindo uma via de inserção diferente.

3. ÍMÃS

Os ímanes têm gerado grande interesse na medicina dentária e a sua popularidade está relacionada com o seu tamanho pequeno e fortes forças de atração; estes atributos permitem que sejam colocados dentro das próteses sem serem intrusivos na boca. Materiais magnéticos O principal material magnético utilizado é o neodímio ferro boro (Nd-Fe-B), que é o material magnético disponível no mercado mais potente. Outros materiais utilizados incluem o samário-cobalto (Sm-Co).[78,79]

O nitreto de ferro samário é um novo material promissor para aplicações de ímanes permanentes devido à sua elevada resistência à desmagnetização, elevada magnetização e melhor resistência do que os ímanes do tipo Nd-Fe-B à temperatura e à corrosão.

Tipos de Magnetismo:

Os materiais magnéticos podem ser designados como macios e duros 51. Os macios são fáceis de magnetizar ou desmagnetizar. Os duros são capazes de reter as propriedades magnéticas e podem ser transformados em ímanes permanentes. O facto de um material ser duro ou mole depende de manter ou não as suas propriedades magnéticas após a remoção de um campo magnético aplicado.[56]

Vantagens dos ímanes:

1. Tamanho pequeno e fortes forças de atração; estes atributos permitem que sejam colocados dentro das próteses sem serem intrusivos na boca.
2. Facilidade de limpeza.
3. Facilidade de colocação tanto para o dentista como para o paciente.
4. Reposição automática.
5. Retenção constante com o número de ciclos.

Desvantagens dos ímanes Corrosão:

O principal problema associado à utilização de ímanes como dispositivo de retenção é a corrosão por fluidos orais.

Os produtos de corrosão dos ímanes de terras raras também demonstraram ter efeitos citotóxicos em testes invitro. Embora alguns conjuntos magnéticos actuais estejam encapsulados em aço inoxidável ou titânio, alguns dispositivos falham após apenas cerca de 18 meses de utilização clínica devido à corrosão e à perda de retenção proporcionada pela fixação.

4. CLIPES DE RETENÇÃO

Os clipes de retenção são clipes metálicos ou de plástico que se encaixam na barra utilizada como uma superestrutura ligada aos implantes. Os clipes de retenção têm maior capacidade de retenção em termos de força de retenção de rutura do que os ímanes. No entanto, os clipes de retenção tendem a desgastar-se mais rapidamente do que os ímanes. Os clips de retenção têm a vantagem, em relação aos ímanes, de não estarem sujeitos aos efeitos dos fluidos corporais, como acontece com os ímanes.[53,72]

Os clips de retenção são úteis na retenção de próteses faciais em doentes com boa destreza e onde a retenção deve ser maximizada em áreas com pouca força muscular. Um exemplo de uma situação clínica deste tipo seria a retenção de uma prótese auricular. Pode ser utilizada uma combinação de ímanes e clipes de retenção à discrição do médico, dependendo de factores como a retenção, a espessura do osso, a proximidade da atividade muscular adjacente e a destreza do doente.

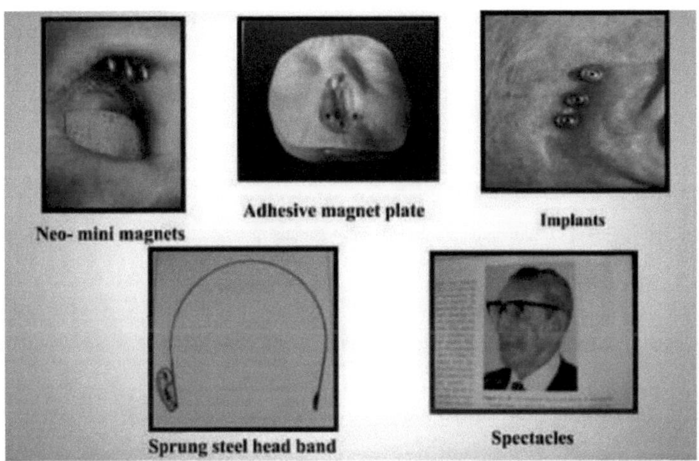

MATERIAIS PARA RETENÇÃO

D. RETENÇÃO CIRÚRGICA

Implantes

O desenvolvimento clínico bem sucedido de implantes intra-orais para reter próteses e outros substitutos protéticos de dentes em falta levou à utilização de implantes para reter estruturas extra-orais. Branemark e outros começaram a utilizar implantes de titânio para o tratamento de pacientes edêntulos em 1965. O primeiro implante craniofacial osseointegrado foi colocado em 1976 e, desde então, os implantes craniofaciais para a retenção de próteses maxilofaciais têm ganho sucesso e popularidade. O stock ósseo nas regiões temporal, orbital e média da face raramente é adequado para a colocação de implantes concebidos para utilização intra-oral. O fator limitante predominante é a diminuição da espessura óssea. Para compensar este facto, os implantes extra-orais são curtos, com 3 a 5 mm de comprimento e possuem um rebordo periférico. Este rebordo aumenta a área de superfície do implante em contacto com o osso. As perfurações no rebordo aumentam a área de superfície e proporcionam uma estabilização mecânica.[43,103]

Vantagens dos implantes em relação às próteses retidas por adesivo

1. Facilidade de colocação

2. Retenção previsível
3. Estética melhorada
4. Aumento do tempo de vida da prótese
5. Não insulta continuamente a pele

Implantes utilizados em tratamentos protéticos maxilofaciais

- Implantes intra-orais
- Implantes extra-orais
- Implantes zigomáticos

Contra-indicações dos implantes

- Doentes tratados com doses elevadas de radioterapia
- Doentes com doenças do sangue
- Doentes com perturbações psicológicas graves
- Pacientes com alto risco de doenças cardíacas
- Doentes com doenças sistémicas incontroláveis
- Doentes com dependências de álcool e drogas
- Pacientes jovens na adolescência

-Os sistemas de implantes utilizados na área maxilofacial fornecem reforço de duas formas:

- Sistemas de barras: os sistemas de barras são sistemas que funcionam através do bloqueio de uma barra que fixa clipes de retenção de metal ou plástico sobre os implantes.

Embora os clipes retentivos proporcionem uma maior retenção do que os ímanes, têm uma maior tendência para corroer. Quando são expostos a fluidos corporais

- Sistemas magnéticos: o outro tipo de método de retenção consiste na utilização de reforços sobre implantes que não requerem preparação da estrutura superior e que não estão ligados uns aos outros. Esta técnica é um método que apenas um especialista em prótese maxilofacial com experiência em tecnologia dentária pode utilizar. Verificou-se que as estruturas de reforço destacadas podem ser limpas mais eficientemente pelos pacientes do que os pacientes podem limpar a parte superior mais complicada.

IMPLANTES INTRA-ORAIS :

Uma prótese clássica aplica uma pressão excessiva sobre os dentes auxiliares neste tipo de defeitos, o que causa danos periodontais.

Especialmente em defeitos grandes e unilaterais, perde-se a estabilização da arcada transversal e a resistência contra o movimento vertical das próteses. Como resultado, podem perder-se dentes que desempenham um papel fundamental no manuseamento.

Para evitar essa perda, um par de implantes que são colocados na região do defeito ou à sua volta podem diminuir a carga sobre os dentes auxiliares e podem proporcionar uma estabilização da arcada cruzada e também uma resistência efectiva contra forças que alteram a sua localização.

Os implantes proporcionam uma integração óssea avançada com enxertos ósseos. Depois de os enxertos extraídos da crista ilíaca serem colocados na região do arco zigomático e de os enxertos extraídos do crânio serem colocados na região infra-orbitária, a estabilização do contra-arco pode ser proporcionada por um implante de colocação.[95,98]

IMPLANTES EXTRA-ORAIS

- Os pilares dos implantes têm de ser tão óptimos quanto a pele de cobertura pode proporcionar,

- Para evitar forças destrutivas, as camadas subcutâneas da pele devem ser desbastadas cirurgicamente, e este processo deve ser efectuado a uma distância de IOmm dos pilares
- Os implantes devem ser afastados uns dos outros em centímetros por razões de higiene
- As barras fixadas entre pilares devem estar em conformidade com os contornos naturais do rosto e devem ser concebidas de modo a satisfazer as necessidades de higiene exigidas,
- Os implantes devem ser colocados a uma distância mínima de 7 mm da pele pilosa. Se tal não

for possível, deve ser aplicado um enxerto de pele. A migração de um implante: a migração é geralmente vista como uma migração descendente do implante na gravidade órbita, e é mais observada em implantes sólidos não integrados.

COLORAÇÃO

- A coloração da prótese varia consoante o material utilizado e a preferência do médico.
- A cor básica selecionada para um doente deve ser ligeiramente mais clara do que os tons de pele mais claros do doente, porque a prótese escurecerá à medida que a cor for adicionada.
- O efeito de cor da pele humana é o resultado da luz reflectida, refractada e dispersa diretamente.
- A técnica de coloração divide-se em 3 tipos
  a) Extrínseco
  b) Intrínseco, duradouro
  c) Combinação de ambos - mais utilizada porque produz próteses com um aspeto mais natural.

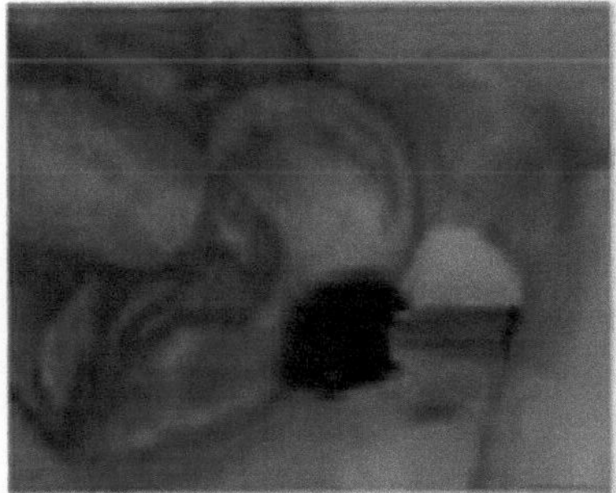

- A coloração intrínseca é a cor aplicada dentro do molde durante o processo de transformação.
- Uma qualidade tridimensional realista é conseguida através da incorporação de pormenores subsuperficiais como vasos sanguíneos, sardas, etc.
- Cores utilizadas - Esmalte de porcelana, cerâmica, tinta de artista, corantes hidrossolúveis.
- Tintas para celuloide, corantes fotográficos, corantes para resinas acrílicas, cores a óleo, etc.

Vantagens - Aumento da vida útil da prótese e translucidez planeada.

VIDROS LAMINARES

- Uma vez identificada a cor de base, são aplicados esmaltes laminares para simular o aspeto complexo da pele.
- Os esmaltes laminares são camadas de cor pintadas no molde antes de embalar a cor de base e isto é combinado com a colocação de fios e flocos para a simulação de vasos sanguíneos A aplicação de esmaltes laminares é uma tentativa de imitar as estruturas histológicas da pele humana.[76,82]

Cores comuns para esmaltes laminares are-

f. Esmalte vermelho blush - simula o aspeto rosado clássico da pele

2, Esmalte bronzeado dourado - cor bronzeada observada devido à presença de melanina.

3, Castanho escuro - simula sardas e pintas.

4, Azul escuro ou roxo - aplicado nas zonas de sombra

COLORAÇÃO EXTRÍNSECA

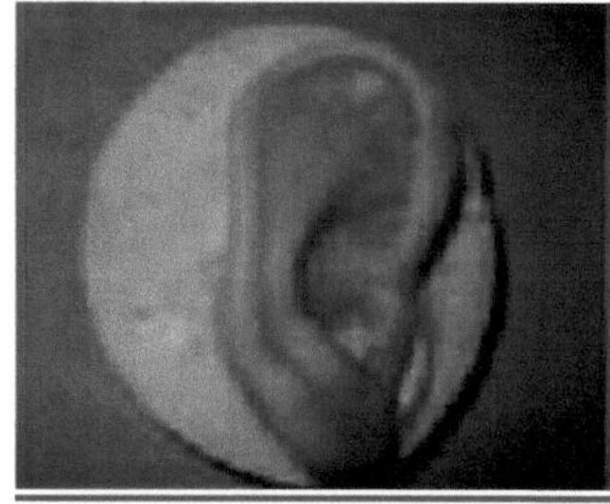

- É mais previsível.
- Deve ser utilizado com moderação.
- Aplicar os pigmentos extrínsecos em pequenas quantidades e sobre a superfície da prótese de forma pontilhada.
- A cura pode ser efectuada através da colocação numa estufa de circulação de ar a 900 graus centígrados

- Os esmaltes adicionais são aplicados e curados com um secador de ar.

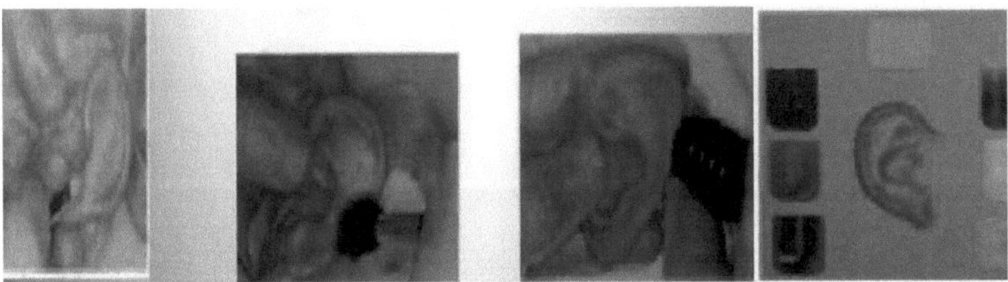

Formulação de cores computadorizada

- A espetrofotometria combinada com a formulação de cor computorizada fornece um meio objetivo de obter uma combinação de pele através de um procedimento de mistura-correta-correta (Troppmann et al, 1996).

- Isto é conseguido com um software de formulação de cores que corresponde a uma cor de pele medida.

- Vantagens - tempo clínico reduzido, o metamerismo é minimizado, a fórmula pode ser misturada repetidamente.

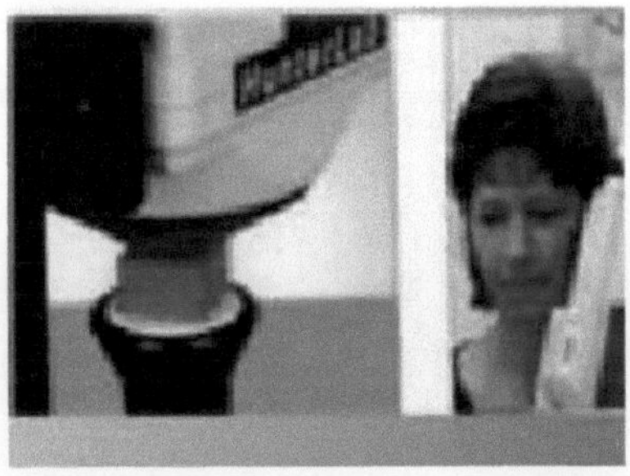

Desinfeção da prótese :

- As próteses faciais expostas às secreções orais/nasais albergam microrganismos no silicone poroso, o que provoca descoloração e odores desagradáveis.

- A energia das micro-ondas tem sido utilizada para esterilizar dispositivos médicos feitos de plástico, silicone e borracha.
- Até as próteses dentárias de resina acrílica foram desinfectadas e esterilizadas com energia de micro-ondas.

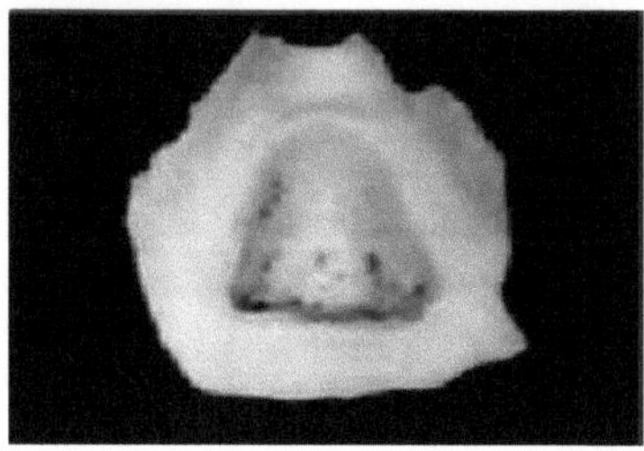

Descoloração da coloração intrínseca e extrínseca devido a factores ambientais externos:

- Mudança de cor intrínseca dos elastómeros
- Mudança de cor intrínseca dos corantes (pigmentos, flocagens)

Descoloração da prótese devido à perda de coloração externa:

- Perda de aderência da coloração extrínseca à prótese
- Primários e adesivos
- Manuseamento dos doentes
- Coloração (manuseamento e outros factores ambientais)
- Solventes
- Adesivos médicos e produtos de limpeza

Degradação das propriedades físicas e mecânicas:

- Rasgão nas margens (resistência ao rasgão, fadiga)
- Alteração da textura da superfície
- Alongamento nas margens (deformação permanente)
- Compatibilidade com adesivos médicos
- Enfraquecimento das margens por corantes, adesivos, solventes, produtos de limpeza (os

corantes não aderem quimicamente ao elastómero)

MATERIAIS PARA PIGMENTAÇÃO

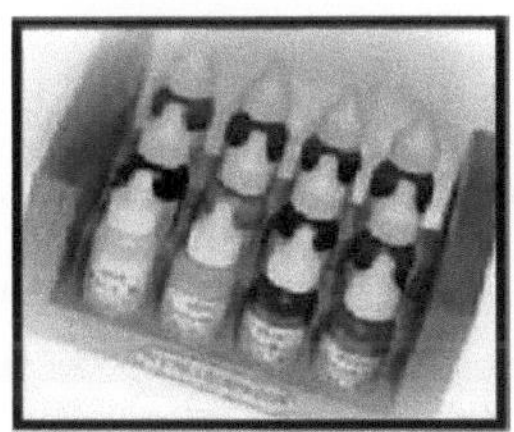

Os tons básicos são principalmente óxidos metálicos como:

- Óxido de níquel - Castanho
- Óxido de manganês - Lavanda
- Óxido de titânio - Castanho amarelado
- Óxido de ferro - Castanho
- Óxido de cobre - Verde

CAD/CAM EM PRÓTESE MAXILOFACIAL

- As próteses maxilofaciais são normalmente fabricadas com base em moldes feitos com material de moldagem dentária.[106,112]
- A medida em que a prótese reproduz a morfologia facial normal depende do julgamento clínico do indivíduo que fabrica a prótese usando o CAD- CAM

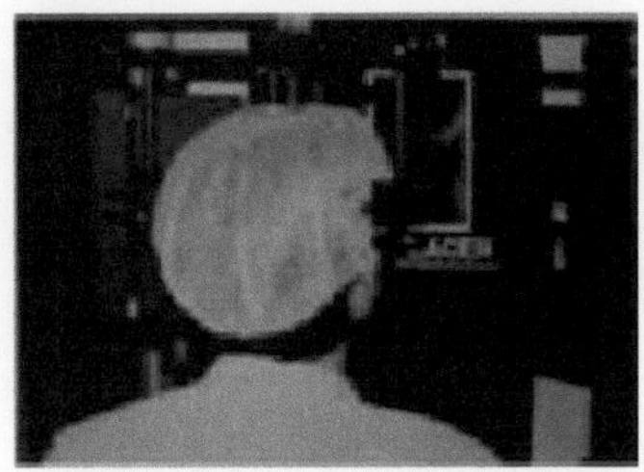

- Os contornos faciais são medidos com um laser.
- Este método minimiza o desconforto do doente e evita a distorção dos tecidos moles pelo material de impressão.
- Além disso, os dados digitais obtidos são fáceis de armazenar e transmitir, e as imagens em espelho podem ser facilmente geradas por processamento informático.

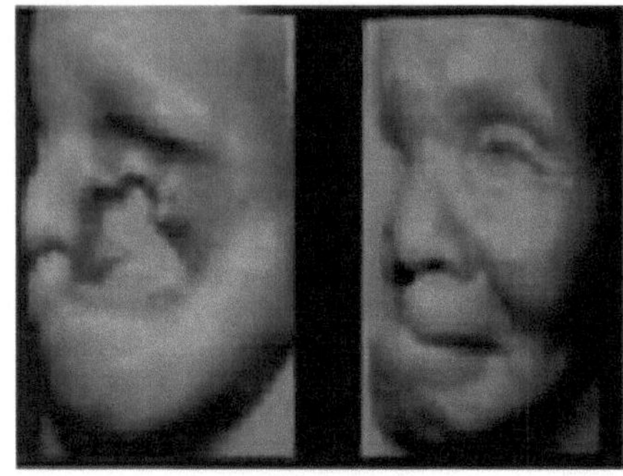

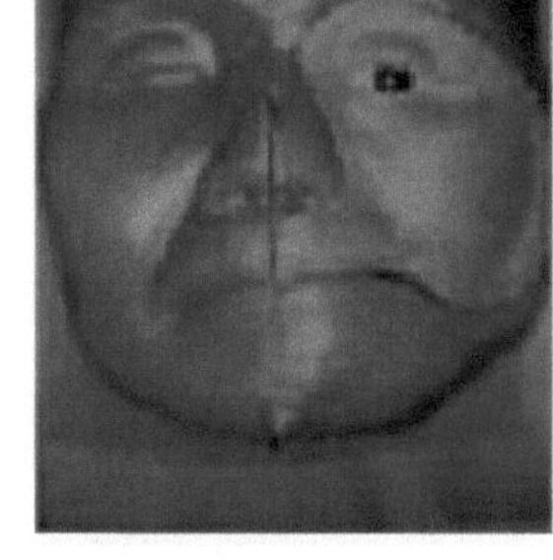

BEFORE AFTER

IMPRESSÃO 3D

A bioimpressão 3D, uma combinação de impressão 3D e engenharia de tecidos, é uma tecnologia em rápida expansão no domínio da medicina regenerativa para a produção de auto-enxertos. Biomateriais, substâncias bioactivas e até células cuidadosamente posicionadas e com controlo espacial podem ser impressos em 3D para reconstruir tecidos e órgãos humanos capazes de imitar os seus homólogos nativos, tanto em termos de forma como de função. Este processo é conhecido como bioimpressão 3D. É o resultado da combinação da impressão 3D com a engenharia de tecidos. A engenharia de tecidos é um domínio da medicina regenerativa que tenta construir um enxerto autólogo utilizando as células do próprio doente. [104,116]

A tecnologia de fabrico aditivo, como a impressão 3D, é atualmente utilizada com frequência para melhorar a estética das próteses maxilofaciais com um fabrico 3D preciso. Utiliza software CAD para criar formas faciais complicadas, a que se segue a deposição de material camada a camada para criar objectos 3D. Pode fabricar não só análogos craniofaciais complexos, mas também protótipos para guias de osteotomia, enxertos ósseos e talas oclusais para utilização intra-operatória, o que aumenta a eficiência e facilita a cirurgia. No entanto, a criação de próteses maxilofaciais indistinguíveis continua a ser um desafio. [84,87]

Os materiais utilizados nas próteses impressas em 3D são aqueles que são duráveis e leves, como o plástico. Como benefício adicional, a estrutura interna é composta por materiais leves - fibra de carbono, titânio ou alumínio. O peso de uma prótese artificial dependerá geralmente do tipo de prótese e do material constituinte.

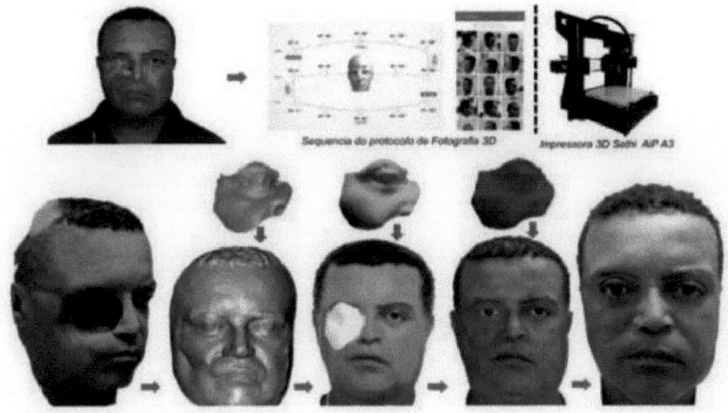

AVANÇOS RECENTES

COPOLÍMEROS EM BLOCO DE SILICONE:

Foi introduzido para melhorar alguns dos inconvenientes dos elastómeros de silicone, tais como a diminuição da resistência ao rasgamento, a baixa percentagem de alongamento e o crescimento bacteriano sobre a prótese.

POLIFOSFAZENOS:-

O fluroelastómero foi desenvolvido para utilização como revestimento resiliente de próteses dentárias e tem potencial para ser utilizado como material protético maxilofacial.

COSMESIL:-

É um silicone RTV que apresenta um elevado grau de resistência ao rasgamento.

SILICONES espumantes:-

Silastic 386 uma forma de silicone RTV.

O gás forma bolhas dentro do silicone de vulcanização. Depois de o silicone ser processado, o gás acaba por ser libertado, deixando o material esponjoso.

VANTAGENS:-

- A formação de bolhas no interior da massa pode fazer com que o volume aumente até 7 vezes.
- O objetivo da espuma de silicone é reduzir o peso da prótese.

CONCLUSÃO

Com o número crescente de cancros da cabeça e do pescoço diagnosticados todos os anos, a procura de reabilitação protética intra-oral e extra-oral continua a aumentar. Embora a reabilitação protética nem sempre seja considerada um tratamento necessário, deve notar-se que não se trata de uma questão de vaidade; pelo contrário, é uma questão psicológica que afecta cada vez mais pessoas em todo o mundo todos os anos. Até à data, nenhum dos materiais disponíveis no mercado satisfaz todos os requisitos do material maxilofacial ideal. Cada material tem as suas próprias vantagens e desvantagens. Pode ser um sonho, mas a possibilidade de fabricar uma prótese realista de alta qualidade diretamente no rosto requer uma excelente competência do protésico e o papel de um cientista de materiais dentários que pode ajudar a fornecer um material perfeito com propriedades melhoradas e agentes corantes estáveis para reabilitar o doente com defeito maxilo-facial que merece o melhor que podemos oferecer. As restaurações protéticas têm de cumprir determinados requisitos gerais. [65,83]

O protésico esforça-se por obter uma função natural e uma aparência realista com um material tolerável pelos tecidos. O seu objetivo é um aparelho que possa ser fácil e rapidamente colocado e mantido no lugar de forma confortável e segura, que mantenha a sua qualidade de cor e que seja durável e fácil de limpar. Para atingir estes objectivos, cada paciente deve ser tratado individualmente, uma vez que cada um apresenta problemas únicos de ajustes e adaptabilidade.

Os materiais mais comuns atualmente utilizados para o fabrico de próteses intra-orais e extra-orais são de natureza polimérica e apresentam quase todas as propriedades físicas, biológicas e clínicas desejáveis. As próteses faciais completas devem ser imperceptíveis em público, reproduzindo fielmente as estruturas perdidas ao mais ínfimo pormenor. A sua cor, textura, forma e translucidez devem ser idênticas às das estruturas perdidas e da pele adjacente. Até à data, nenhum dos materiais disponíveis no mercado satisfaz todos os requisitos do material ideal. Cada um dos materiais tem pontos fortes e fracos. A investigação futura deve concentrar-se em vários objectivos principais. [93,102]

1. Melhoria das propriedades físicas e mecânicas dos materiais existentes ou desenvolvimento de novos materiais alternativos para que se comportem mais como tecido humano e aumentem a vida útil da prótese
2. Identificação de corantes estáveis à cor que sejam compatíveis com diferentes tipos de elastómeros.
3. Desenvolvimento do método científico de correspondência de cores à pele humana.
4. Desenvolvimento de um sistema científico de formulação de cores que esteja em conformidade

com a ferramenta de correspondência de cores para permitir a replicação objetiva das tonalidades da pele humana.

5. Desenvolvimento de material protético de silicone maxilofacial impresso em 3D.

O material ideal para implantes protéticos deve cumprir os seguintes critérios: não deve ser fisicamente modificado pelo tecido mole; não deve ser capaz de provocar reacções inflamatórias ou de corpo estranho; e deve ser quimicamente inerte, não cancerígeno, capaz de resistir à tensão, fácil de construir e fácil de esterilizar.

Embora nem todos estes critérios tenham ainda sido satisfeitos por um único material, os investigadores laboratoriais e clínicos estão constantemente a fazer melhorias através de uma estreita cooperação.

Sistema de reprodução de imagens 3D a cores para o fabrico automatizado de próteses faciais utilizando técnicas de fabrico aditivo 3D. Este método único e inovador de produção dessas próteses fornece informações precisas sobre a forma e a textura fina, com poupanças significativas de tempo e de custos. A reprodução de cores para próteses faciais foi avaliada utilizando cores de pele humana, e o desempenho foi significativamente melhorado em comparação com modelos padrão. O sistema de reprodução de imagens a cores em 3D pode ser alargado a outras aplicações, como outros ramos da indústria de prototipagem rápida e da computação gráfica. [7]8.9[8]

Sem dúvida, o uso rotineiro de implantes osseointegrados no restante esqueleto médio-facial facilitou muito a reabilitação protética de grandes defeitos maxilares. No entanto, a taxa de sucesso relativamente baixa dos implantes na região orbital e em regiões de osso irradiado continua a ser um desafio no futuro. Do ponto de vista económico, existe uma falta de cobertura financeira de rotina por parte de terceiros, especialmente para tratamentos de última geração com implantes.

REFERÊNCIAS

1. Glossário de Termos de Prótese Dentária, Edição Oito, J Prosthet Dent, julho de 2005;94(l):10-92.
2. Rogers BO, editor. Facial Disfigurement: a Rehabilitation Problem: Proceedings of a Conference of the Institute OfReconstructive Plastic Surgery of the New York University Medical Center, March 21-22, 1963, New York, New York. Departamento de Saúde, Educação e Bem-Estar dos EUA, Administração de Reabilitação Profissional; 1966.
3. Thomas D. Taylor. Clínica de próteses maxilofaciais.
4. Duni C. Miglani, Joe B. Drane, Maxillofacial Prosthesis And Its Role As A Healing Art, Journal OfProsthetic Dentistry, Vol. 9, Issue 1, P159-168.
5. Mantri S, Khan Z. Reabilitação protética de defeitos maxilofaciais adquiridos. Cancro da cabeça e do pescoço. Intech. 2012 Mar 14:315-6.
6. ChungK. Cirurgia plástica de Grabb e Smith. LippincottWilliams & Wilkins; 2019 maio 1.
7. Rodriguez ED, Neligan PC, Losee JE. Cirurgia Plástica: Cirurgia Craniofacial, Cirurgia de Cabeça e Pescoço e Cirurgia Plástica Pediátrica. Elsevier Ciências da Saúde; 2012 Set5.
8. Dolan RW. Facial Plastic, Reconstructive, and Trauma Surgery (Cirurgia Plástica, Reconstrutiva e de Trauma Facial). Plastic and Reconstructive Surgery. 2005 May 1;115(6):1779.
9. JC Lemon, M S Chambers, M L Jacobsen, J M Powers, Color stability of facial prostheses, JProsthetDent, 1995 Dec;74(6):613-8.
10. Chalian VA, Drane JB, Standish SM. Maxillofacial prosthetics: multidisciplinary practice. Williams & Wilkins Company; 1972.
11. Kumar S, Gupta S, Prabhu N. Reconstrução de um defeito craniano com um implante aloplástico. O Jornal da Sociedade Indiana de Prostodontia. 2007 Jul l;7(3):150.
12. Bulbulian AH. Próteses faciais. Charles C. Thomas Publisher; 1973.
13. Shah FK, Aeran H. Prosthetic management of ocular defect: Estética para aceitação social. O Jornal da Sociedade Indiana de Prótese Dentária. 2008 Abr 1;8(2):66.
14. Kouyoumdjian, V A Chalian, B K Moore, A comparison of the physical properties of a room temperature vulcanizing silicone modified and unmodified, National Library ofMedicine, 1985 Mar;53(3):388-91.
15. Deba K, Yunus N, Tamrakar AK. Oral & Maxillofacial Prosthetics-I: Objectivos e História. Heal Talk. 2012;4(5):18-20.

Glossário de Termos de Prótese Dentária, Edição Nove, I Prosthet Dent, maio de

2017;117(5S):e72.

16. Paprocki GI. Próteses maxilofaciais: da história às aplicações actuais. Parte 1 - obturadores. Compêndio de educação continuada em odontologia (Iamesburg, NI: 1995). 2013 Sep;34(8):e84-6

17. Mariko Hattori, Yuka I Sumita, Efeito do processo de fabrico na resistência de ligação entre o elastómero de silicone e a resina acrílica para próteses maxilofaciais, Dent Materl. 2014;33(l):16-20.

18. Bilal Ahmed, Reabilitação do nariz com prótese maxilofacial à base de silicone, Iournal of the College OfPhysicians and Surgeons-Pakistan: ICPSP 20(l):65-7

19. Iohn F.Wolfardt ,Physical properties of silicone elastomers, artigo de revisão: 1985.

20. Beumer I, Curtis TA, Marunick MT, editores. Reabilitação maxilofacial: considerações protéticas e cirúrgicas. IshiyakuEuroamerica; 1996.

21. Olin WH. Reabilitação da fenda labial e palatina. Americanjournal of orthodontics. 1966 Feb l;52(2):126-44.

22. IE Dahl 1, G L Polyzois, Irritation test of tissue adhesives for facial prostheses, I ProsthetDent. 2000 Oct;84(4):453-7.

23. Platt IH. A história dos princípios e do design do obturador. Iournal of Speech Disorders. 1947Mar;12(l):lll-23.

24. Farias A, Hegde C, Krishnaprasad D. Uma técnica simplificada para a confeção de um obturador cirúrgico imediato para um paciente com maxilectomia. Iournal of InterdisciplinaryDentistry. 2013 May 1;3(2):125.

25. Takayoshi Nomura, Iunichi Sato, Prótese facial de resina acrílica leve para defeitos maxilofaciais: um método de fabrico e retenção, I Prosthet Dent .2013 0ct;110(4):326-30.

26. Thomas K.F. Prosthetic Rehabilitation, 1ª edição. Quintessence Publishing Co., Ltd., Londres, 1994.

27. Haraguchi M, Mukohyama H, Taniguchi H. Um método simples de fabrico de uma prótese obturadora provisória através da duplicação dos dentes existentes e da forma palatina. Jornal de Medicina Dentária Protética. 2006 Iun l;95(6):469-72.

28. Adisman IK, Laney WR. Procedimentos laboratoriais mínimos aceitáveis para próteses maxilofaciais. Ioumal OfProstheticDentistry. 1972 Ian l;27(l):91-3.

29. Dable R. Um obturador de bolbo oco para ressecção maxilar num paciente completamente desdentado. Journal of Clinical and Diagnostic Research. 2011; 5(1):157- 62.

30. Venugopalan S, Kumar KK. Obturador de silicone: Como auxiliar na retenção de próteses

provisórias em defeitos maxilares edêntulos. Revista SRM de Investigação em Ciências Dentárias. 2013 Jan 1;4(1):39.

31. Kumar S, Hegde V. Prosthodontics in velopharyngeal incompetence. O Jornal da Sociedade Indiana de Prótese Dentária. 2007 Jan 1;7(1):12.

32. Matsuyama M, Tsukiyama Y, Koyano K. Avaliação clínica objetiva da alteração na capacidade de deglutição de pacientes com maxilectomia quando usam próteses obturadoras. International Journal ofProsthodontics. 2005 Nov 1;18(6).

33. Kumar S. Prótese completa com uma prótese de bolbo faríngeo oco para reabilitação de um doente com fenda palatina edêntula. O Jornal da Sociedade Indiana de Dentisteria Protética. 2006 Abr 1;6(2):98.

34. Schalit A. Obturador de escolha para fenda palatina congénita. Americanjournal of orthodontics and oral surgery. 1946Nov;32(ll Oral Surg):688.

35. GL Polyzois, Mechanical properties of 2 new addition-vulcanizing silicone prosthetic elastomers, Int J Prosthodont, 1999 Jul-Aug;12(4):359-62.

36. Taylor TD, Desjardins RP. Construção do obturador do tipo meato: As suas vantagens e desvantagens. Journal of Prosthetic Dentistry. 1983 Jan l;49(l):80-4.

37. Sharry JJ. O meato obturador em particular e as impressões faríngeas em geral. Journal OfProstheticDentistry. 1958 Sep l;8(5):893-6.

38. Steven P. Haung Estabilidade da cor e efeito do corante nos elastómeros maxilofaciais. Parte II: efeito da intempérie nas propriedades físicas, Journal pf prosthetic dentistry, 1999 Apr;81(4):423-30. 1999 abril;81(4):423-30.

39. Yalug S, Yazicioglu H. Uma abordagem alternativa para o fabrico de uma prótese obturadora do meato. Journal of oral science. 2003;45(l):43-5.

40. Dr. Rajat Lanzara, Dr. M Viswambaran, Materiais protéticos maxilofaciais: estado atual e avanços recentes: Uma revisão abrangente, International Journal of Applied Dental Sciences 2021; 7(2): 255-259.

41. Gregory L Polyzois, Mary J Frangou, Bonding of silicone prosthetic elastomers to three different denture resins, Int J Prosthodont. 2002 Nov-Dez;15(6):535-8.

42. Berkowitz S, editor. Cleft lip and palate: diagnosis and management. Springer Science & Business Media; 2006 maio 20.

43. Aakarshan Dayal Gupta, International Iournal of Advanced Research Maxillofacial prosthetics part 1-a review, outubro de 2017.

44. Rilo B, Ferndndez-Formoso N, da Silva L, Pinho IC. Uma prótese simplificada de elevação

palatina para a incompetência velofaríngea neurogénica. Iournal of Prosthodontics. 2013 Aug;22(6):506-8.

45. Ohno T, Katagiri N, Fujishima I. Prótese de elevação do palato para transporte de bolus num paciente com disfagia: um relatório clínico. The Ioumal OfProsthetic Dentistry. 2017 Aug l;118(2):242-4.

46. Sato Y, Sato M, Yoshida K, Tsuru H. Próteses de elevação do palato para pacientes edêntulos. The Iournal OfProsthetic Dentistry. 1987 Aug l;58(2):206-10.

47. Shilpigilra G, Vivek C, Dilraaj S. Mandibular resection guidance prostheses: a review, njdsr, vol. 1.

48. Paciente H. Reabilitação protética do paciente com hemimandibulectomia. World. 2011 Oct;2(4):353-5.

49. Patil PG, Patil SP. Prótese de flange guia para tratamento precoce de hemimandibulectomia reconstruída: um relato de caso. O Ioumal of Advanced Prosthodontics. 2011 Sep l;3(3):172-6.

50. Sahu SK. Prótese de flange guia mandibular após ressecção mandibular: Um relatório clínico. I ClinDiagnRes. 2010 Oct;4:3266-70.

51. Gopi A, Singla NK, Saini DK, Legha VS. Guiar a mandíbula de volta para casa: Prótese de Flange de Guia. Ioumal of Orofacial Research. 2013:290-3.

52. Aramany MA, Downs IA, Beery QC, Asian Y. Reabilitação protética para pacientes com glossectomia. The Iournal of prosthetic dentistry. 1982 Iul 1;48(1):78-81.

53. R Wang,S M Collard, I Lemon, Adhesion of silicone to polyurethane in maxillofacial prostheses, Int I Prosthodont, 1994 Ian-Feb;7(l):43-9.

54. Balasubramaniam MK, Chidambaranathan AS, Shanmugam G, Tah R. Reabilitação de casos de glossectomia com prótese de língua: Uma revisão da literatura. Iournal of clinical and diagnostic research: ICDR. 2016 Feb;10(2):ZE01.

55. Bilal Ahmed, Ali Fateh Farshad, Nazia Yazdanie, Reabilitação de um grande defeito maxilo-facial com prótese de resina acrílica, I Coll Physicians Surg Pak . 2011 Apr;21(4):254-6.

56. Jain P, Yeluri R, Gupta S, Lumbini P. Tratamento da fratura parassinfisária mandibular pediátrica com tala de acrílico fechada: relato de um caso. Anais da especialidade dentária. 2015 Jan l;3(l):45-7.

57. Eniko M. Veres Uma avaliação das caraterísticas da superfície de um elastómero protético facial. Journal OfProsthetic Dentistry, Volume 63, Número 4, abril de 1990, Páginas 466-471.

58. Shekhar SE, Ranganath K, Gunasheela B, SupriyaN. Nova tala para cirurgia ortognática. WJD. abril-junho de 2011;2(2):143-149.

59. Mehrotra V, Garg K, Sajid Z, Sharma P. Os salvadores: aparelhos utilizados para o tratamento do trismo. Revista Internacional de Investigação Dentária Preventiva e Clínica. 2014;l(3):62-7.

60. Brunello DL, Mandikos MN. O uso de um dispositivo de abertura dinâmica no tratamento de trismo induzido por radiação. Australian prosthodonticjournal. 1995;9:45.

61. Raizada K, Rani D. Prótese ocular. Lentes de contacto e olho anterior. 2007 Jul l;30(3):152-62.

62. Sudarat Kiat-Amnuay, Lawrence Gettleman, L Jane Goldsmith, Effect of multiadhesive layering on retention of extraoral maxillofacial silicone prostheses in vivo, J Prosthet Dent. 2004 Sep;92(3):294-8.

63. Aakarshan Dayal Gupta, Prótese Maxilofacial Parte - II: Materiais e Tecnologia. Uma revisão das tendências passadas, presentes e futuras, Revista Internacional de Pesquisa Avançada (IJAR), 25 de abril de 2020.

64. Jamayet NB, Srithavaj T, Alam MK. Um procedimento completo de prótese ocular: Um relato de caso. Revista Médica Internacional. 2013 Dec l;20(6):729-30.

65. Sinha ND, Bhandari AJ, Gangadhar SA. Fabrico de próteses oculares personalizadas utilizando uma grelha gráfica. Pravara Med Rev. 2009 Mar;4(l):21-4.

66. Becker C, Becker AM, Dahlem KK, Offergeld C, Pfeiffer J. Resultados estéticos e funcionais em pacientes com uma prótese nasal. Jornal Internacional de Cirurgia Oral e Maxilofacial. 2017Nov l;46(ll):1446-50.

67. Watson D, Hecht A. Reparação de defeitos auriculares. Clínicas de Cirurgia Plástica Facial. 2017Aug l;25(3):393-408.

68. Thotapalli S. Fabrico de orelhas protésicas com imagem em espelho - uma breve revisão. Anaplastology. 2013;2(120):2161-1173.

69. Butler DF, Gion GG, Rapini RP. Prótese auricular de silicone. Iournal of the American Academy of Dermatology. 2000 Oct l;43(4):687-90.

70. E R Dootz, A Koran 3rd, R G Craig, Physical properties of three maxillofacial materials as a function of accelerated aging (Propriedades físicas de três materiais maxilofaciais em função do envelhecimento acelerado). I Prosthet Dent. 1994 Abr;71(4):379- 83.

71. Karthikeyan I, Khatree M, Gaddale R. Uma revisão sobre a reabilitação protética da região maxilofacial. Anaplastology. 2014;3(125):2161-1173.

72. Shrivastava KI, Shrivastava S, Agarwal S, Bhoyar A. Reabilitação protética de um grande

defeito no meio da face com uma prótese de silicone retida por íman. O Jornal da Sociedade Indiana de Prostodontia. 2015 Iul;15(3):276.

73. Nair A, Regish KM, Shah FK, Prithviraj DR. Reconstrução de um defeito no meio da face utilizando uma prótese combinada intra-oral-extra-oral com ímanes: um relatório clínico. Jornal de medicina dentária clínica e experimental. 2012 Iul;4(3):el86.

74. Marcelo Coelho Goiato, Marcela Filié Haddad, Efeito da desinfeção química e do envelhecimento acelerado na estabilidade de cor do silicone maxilofacial com opacificadores, I Prosthodont. 2011 Oct;20(7):566-9.

75. Hatami M, Badrian H, Samanipoor S, Goiato MC. Prótese facial retida por imã combinada com obturador maxilar. Relatos de casos em odontologia. 2013;2013.

76. B Karayazgan, Y Gunay, G Evlioglu, Melhoria da resistência dos bordos numa prótese facial através da incorporação de tule: um relatório clínico, I Prosthet Dent. 2003 Dec;90(6):526-9.

77. Reddy IR, Kumar BM, Ahila SC, Rajendiran S, Gangadaran V, Palaniswamy M, Balasubramanian M, Sam IE, Kumar AA, Maheswari SU, Raja I. Materiais em prótese maxilo-facial. Revista da Academia Indiana de Investigação Dentária Especializada. Índia: Wolters Kluwer. 2015 Ian:2-3.

78. Kaida Xiao, Faraedon Zardawi, Developing a 3D colour image reproduction system for additive manufacturing of facial prostheses, The International Iournal of Advanced Manufacturing Technology volume 70, pages2043-2049 (2014).

79. Alqutaibi AY. Materiais de prótese facial: Histórico e avanço. Int I Contemp DentMedRev. 2015;2015:4.

80. Mahajan H, Gupta K. Materiais protéticos maxilofaciais: Uma revisão da literatura. Revista de Investigação Orofacial. 2012:87-90.

81. Khindria SK, Bansal S, Kansal M. Maxillofacial prosthetic materials. O Jornal da Sociedade Indiana de Prostodontia. 2009 Jan 1;9(1):2.

82. Mitra A, Choudhary S, Garg H, HG J. Maxillofacial prosthetic materials-an inclination towards silicones. Jornal de investigação clínica e de diagnóstico: JCDR. 2014Dec;8(12):ZE08.

83. C. C. Chu, T.E. Fischer. Avaliação da estabilidade à luz solar de elastómeros de poliuretano para utilização maxilofacial. Journal OfBiomedical Materials Research. 1979 Nov, 13 (6): 965-974.

84. Gupta AD, Verma A, Dubey T, Thakur S. Próteses maxilofaciais Parte I: Uma revisão. IJAR, Out. 2017;5(10):31-40.

85. Gupta AD, Verma A,Kapoor R. Maxillofacial prosthetics Part - II: materials and technology. Uma revisão das tendências passadas, presentes e futuras. Int J Adv Res. 2020;8(04):915-925.

86. Chalian VA, Phillips RW. Materiais em próteses maxilofaciais. Journal of Biomédical MaterialsResearch. 1974;8(4):349-63.

87. Kobayashi S, Müllen K, editores. Encyclopedia of polymeric nanomaterials. Springer Berlin Heidelberg; 2015.

88. Shenoy K, Sarfaraz H, Dandekeri S, Ragher M, Paulóse A, Banu R. Uma abordagem simplificada para prótese ocular acrílica estética personalizada: um relato de caso. IJSS Case Reports & Reviews. 2015 Feb;l(9):49-51.

89. Sudarat Kiat-Amnuay, Lawrence Gettleman, L Jane Goldsmith, Effect of multiadhesive layering on retention of extraoral maxillofacial silicone prostheses in vivo. J Prosthet Dent. 2004 Sep;92(3):294-8.

90. Anantharaju A, Kamath G, Rao S, Naik DS. Reabilitação de um olho infetado com um implante de bola de acrílico e uma prótese ocular escleral feita à medida. O Jornal da Sociedade Indiana de Prostodontia. 2013 Sep l;13(3):343-7.

91. A. Jon Goldberg, Robert G. Craig, Frank E. Filisko . Energia de rasgamento de elastómeros para maxilofacial. Jornal de Reabilitação Oral. Nov 1980. 7 (6):445-451.

92. Tripuraneni SC, Vadapalli SB, Ravikiran P, Nirupama N. Uma técnica de impressão inovadora para o fabrico de uma prótese ocular personalizada. Jornal indiano de oftalmologia. 2015 Jun;63(6):545.

93. Fernanda Pereira de Caxias, Daniela Micheline dos Santos, Classificação, Histórico e Perspectivas Futuras da Prótese Maxilofacial, Int J Dent. 2019; 2019: 8657619.

94. Shaikh SR, Gangurde AP, Shambharkar VI. Mudança de próteses oculares em crianças em crescimento: um relatório clínico de acompanhamento de 5 anos. The Ioumal of Prosthetic Dentistry. 2014Apr l;lll(4):346-8.

95. Brignoni R, Dominici IT. Uma prótese combinada intra-oral-extra-oral utilizando uma estrutura intermédia e ímanes: um relatório clínico. Iournal of Prosthetic Dentistry. 2001 Ian 1;85(1):7-11.

79. 11 Gary, C T Smith. Pigmentos e sua aplicação em elastómeros maxilofaciais: Uma análise da literatura

96. Andreotti AM, Goiato MC, Moreno A, Nobrega AS, Pesqueira AA, dos Santos DM. Influência de nanopartículas na estabilidade de cor, microdureza e resistência à flexão de resinas acrílicas específicas para prótese ocular. International journal of nanomedicine. 2014;9:5779.

97. Moreno A, Goiato MC, dos Santos DM, Haddad MF, Pesqueira AA, Bannwart LC. Efeito de diferentes desinfetantes na microdureza e rugosidade de resinas acrílicas para prótese ocular. Gerodontologia. 2013 Mar;30(l):32-9.

98. CN Raptis, R Yu, I G Knapp. Propriedades do elastómero maxilofacial de silicone processado em pedra e metal Oct; 44(4): 447-50.

99. Curtis R, MAIO DG, Soo S, Disilvio L, Gil A, Wood RD, Atwood R, Said R. Conformação superplástica de próteses dentárias e maxilofaciais. InDental Biomaterials 2008 Ian 1 (pp. 428-474). Woodhead Publishing.

100. de Caxias FP, dos Santos DM, Bannwart LC, de MoraesMeloNeto CL, Goiato MC. Classificação, histórico e perspectivas futuras das próteses maxilofaciais. International Iournal of Dentistry. 2019 Iul 18;2019.

101. Rahn AO, Boucher LI. Maxillofacial prosthetics: principles and concepts. Saunders; 1970.

102. maio PD, Guerra LR. Próteses maxilofaciais de polietileno clorado. Iournal OfBiomedical Materials Research. 1978 maio;12(3):421-31.

103. Gettleman L, Vargo IM, Gebert PH, Rawls HR. Themoplastic Chlorinated Polyethylene for Maxillofacial Prostheses. InAdvances in Biomédical Polymers 1987 (pp. 31-40). Springer, Boston, MA.

104. Turner GE, Fischer TE, Castleberry DI, Lemons IE. Cor intrínseca do poliuretano isoforona para próteses maxilofaciais. Parte I: Propriedades físicas. Iournal of ProstheticDentistry. 1984 Abr l;51(4):519-22.

105. Turner GE, Fischer TE, Castleberry DJ, Lemons JE. Cor intrínseca do poliuretano isoforona para próteses maxilofaciais. Parte II: Estabilidade da cor. Journal of ProstheticDentistry. 1984Maio l;51(5):673-5.

106. Nafij B Jamayet, Yap J Abdullah, New Approach to 3D Printing of Facial Prostheses Using Combination of Open Source Software and Conventional Techniques: Um relato de caso, Bull Tokyo Dent Coll . 2017;58(2):117-124.

107. Jones RG, Ando W, Chojnowski J, editores. Polímeros contendo silício: a ciência e a tecnologia de sua síntese e aplicações. Springer Science & Business Media; 2013 Nov 11.

108. Abraham HM, Krishanga S, Philip JM, Venkatakrishnan CJ, Chandran CR. Uma revisão dos materiais utilizados na prótese maxilofacial - parte 2. Invenção de drogas hoje. 2018 Ago l;10(8).

109. Soung Min Kim, Yun Ju Cho, Prótese Facial de Silicone: Um Relatório Preliminar sobre a Adesão do Silicone ao Íman. J Craniofac Surg . 2018 Jan;29(l):e6-e8.

110. Singer MT, Mitchell DL, Pelleu GB. Efeito de primários na resistência de união de elastómeros de silicone e poliuretano. Journal OfProsthetic Dentistry. 1988 Nov l;60(5):602-5.

111. GL Polyzois, Resistência de colagem de fitas adesivas de dupla face utilizadas para o tratamento facial

Prostheses, Spec Care Dentist, 1994 Jan-Fev;14(l):26-9.

112. Roy M, King GE. Avaliação de primários utilizados para a colagem de silicone ao material de base da prótese. J prosthetdent. 1989;61:636-9.

113. R Yu,A Koran 3rd,J M Powers Effect of processing temperature on the properties of a polyvinyl chloride maxillofacial elastomer. J Dent Res. 1983 Oct; 62 (10):1098-100.

114. Unkovskiy A, Spintzyk S, Brom J, Huettig F, Keutel C. Impressão direta em 3D de próteses faciais de silicone: Uma experiência preliminar no fluxo de trabalho digital. O Jornal de odontologia protética. 2018 Aug l;120(2):303-8.

115. Xiao K, Zardawi F, van Noort R, Yates JM. Desenvolvimento de um sistema de reprodução de imagens a cores 3D para fabrico aditivo de próteses faciais. O Jornal Internacional de Tecnologia de Fabrico Avançada. 2014 Feb l;70(9- 12):2043-9.

116. Marcela Filié HADDAD, Marcelo Coelho GOIATO, Resistência de união entre resina acrílica e silicone maxilofacial, I Appl Oral Sci. 2012 Nov-Dez; 20(6): 649-6541 Appl Oral Sci. 2012Nov-Dez; 20(6): 649-654.

117. Xiao K, Wuerger S, Mostafa F, Sohaib A, Yates IM. Reprodução de imagens a cores para impressão 3D de próteses faciais.

118. Zardawi FM, Xiao K. Otimização de próteses maxilofaciais.

119. He C, Li Z, editores. Silicon Containing Hybrid Copolymers. Iohn Wiley & Sons; 2020 Ian 29.

120. Iamayet NB, Abdullah YI, Rajion ZA, Husein A, Alam MK. Nova abordagem à impressão 3D de próteses faciais utilizando a combinação de software de fonte aberta e técnicas convencionais: um relatório de caso. O Boletim da Faculdade de Medicina Dentária de Tóquio. 2017;58(2):117-24.

121. Ariani N, Visser A, Van Oort RP, Kusdhany L, Rahardjo TB, Krom BP, Van der Mei HC, Vissink A. Estado atual da reabilitação protética craniofacial. Int I Prosthodont. 2013 Ian l;26(l):57-67.

122. KoranA3 CraigRG

123. Yu R, Koran A 3rd , Craig RG. Propriedades físicas de um material maxilofacial de silicone pigmentado em função do envelhecimento acelerado. I Dent Res. 1980;59(7):1141-1148.

124. Yu R, Koran A 3rd , Craig RG. Propriedades físicas dos elastómeros maxilofaciais em condições de envelhecimento acelerado. I Dent Res. 1980; 59(6):1041-1047.

125. Goldberg Al, Craig RG, Filisko FE. Energia de rasgamento de elastómeros para aplicações maxilofaciais. I OralRehabil. 1980;7(6):445-451.

126. Kouyoumdjian I, Chalian VA, Moore BK. Uma comparação das propriedades físicas de um silicone de vulcanização à temperatura ambiente modificado e não modificado. I Prosthet Dent. 1985;53(3):388-391.

127. Wolfaardt IF, Chandler HD, Smith BA. Propriedades mecânicas de um novo material protético facial.I ProsthetDent. 1985;53(2):228-234. 127

128. G L Polyzois, A G Andreopoulos, Algumas propriedades físicas de um elastómero facial melhorado: um estudo comparativo, I ProsthetDent. 1993 Iul;70(l):26-32.

129. S P Haug, C I Andres, B K Moore, Estabilidade da cor e efeito do corante nos elastómeros maxilofaciais. Parte I: efeito do corante nas propriedades físicas, I Prosthet Dent. 1999 Abr;81(4):418-22.

130. Sánchez RA, Moore DJ, Cruz DL, Chappell R. Comparação das propriedades físicas de dois tipos de polidimetilsiloxano para o fabrico de próteses faciais. J Prosthet Dent. 1992;67(5):679-682.

131. Polyzois GL, Andreopoulous AG. Algumas propriedades físicas de um elastómero facial melhorado: Um estudo comparativo. J ProsthetDent. 1993;70(l):26-32.

132. Mohite UH, Sandrik JL, Land MF, Byme G. Factores ambientais que afectam as propriedades mecânicas dos elastómeros de próteses faciais. Int J Prosthodont. 1994;7(5):479-486.

133. Polyzois GL, Pettersen AH, Kullmann A. Uma avaliação das propriedades físicas e da biocompatibilidade de três elastómeros de silicone. J Prosthet Dent. 1994;71(5):500- 504.

134. Polyzois GL, Pettersen AH. Propriedades físico-mecânicas e citotóxicas dos elastómeros protéticos de silicone de vulcanização à temperatura ambiente. Ata Odontol Scand. 1998;56(4):245-248.

135. Polyzois GL. Propriedades mecânicas de 2 novos elastómeros protéticos de silicone de vulcanização de adição. IntJProsthodont. 1999;12(4):359-362.

136. Aziz T, Waters M, Jagger R. Análise das propriedades dos materiais protéticos maxilofaciais de borracha de silicone. J Dent. 2003;31(l):67-74.

137. Aziz T, Waters M, Jagger R. Desenvolvimento de um novo material protético maxilofacial de poli (dimetilsiloxano). J Biomed Mater Res B Appl Biomater. 2003;65(2):252-261.

138. Rodrigo Salazar-Gamarra. Presente e futuro da prótese maxilofacial extra-oral: Reabilitação do cancro. Front Oral Health . 2022 Oct 19;3:1003430.

139. Santiago Costa-Palau DDS, PhD, A comparison of digital and conventional fabrication techniques for an esthetic maxillofacial prosthesis for the cheek and lip.

140. Baghani, Mohammad Taghi, Avaliação da exatidão das técnicas de moldagem digital e convencional ao nível dos implantes para próteses maxilofaciais. Journal of Family Medicine and Primary Care 12(3):p 446-451, março de 2023.

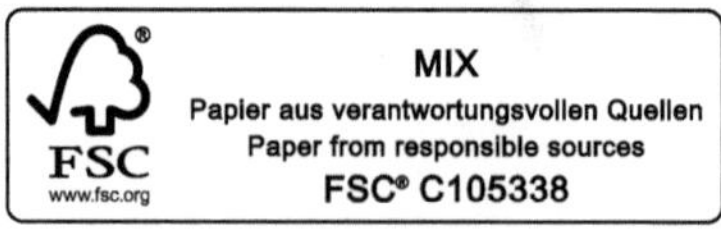

Printed by Books on Demand GmbH, Norderstedt / Germany